HOUDOU FANGZHI KEPU SHOUCE

猴痘防治科普手册

主编 孙 唯 苏 玲

四川科学技术出版社
·成都·

图书在版编目（CIP）数据

猴痘防治科普手册 / 孙唯, 苏玲主编. -- 成都：
四川科学技术出版社, 2023.9
ISBN 978-7-5727-1065-0

Ⅰ.①猴… Ⅱ.①孙… ②苏… Ⅲ.①人畜共患病—
防治—手册 Ⅳ.①R535-62②S855.99-62

中国国家版本馆CIP数据核字(2023)第170903号

猴痘防治科普手册

主编 孙 唯 苏 玲

出 品 人	程佳月
责任编辑	李 栎
特约编辑	杨璐璐
装帧设计	书 兰
责任校对	税萌成　王天芳
责任出版	欧晓春
出版发行	四川科学技术出版社
地　　址	四川省成都市锦江区三色路238号新华之星A座
	传真：028-86361756　邮政编码：610023
成品尺寸	165mm×235mm
印　　张	6　字 数 140 千
印　　刷	四川省南方印务有限公司
版　　次	2023年9月第1版
印　　次	2023年9月第1次印刷
定　　价	38.00元

ISBN 978-7-5727-1065-0

邮购：四川省成都市锦江区三色路238号新华之星A座25层
邮购电话：028-86361770　邮政编码：610023

前 言 QIANYAN

　　自 2022 年 5 月以来，世界上多个猴痘非流行国家出现了不同寻常的猴痘疫情，随后全球 71 个国家相继报告出现猴痘病例。截至 2022 年 7 月 20 日，全球确诊猴痘病例超过了 1.4 万例。2022 年 7 月 21 日，世界卫生组织（WHO）召开《国际卫生条例》突发事件委员会会议，讨论多国暴发的猴痘疫情；2022 年 7 月 23 日，世界卫生组织宣布，猴痘疫情已构成"国际关注的突发公共卫生事件"。

　　面对世界上猴痘疫情的严峻形势，党和国家从切实保障人民群众生命安全和身体健康的角度出发，对我国猴痘的防控工作进行了整体部署。2022 年 6 月 10 日，国家卫生健康委员会（简称国家卫生健康委）、国家中医药管理局发出通知，要求各级卫生健康行政部门要提前做好猴痘医疗的应对工作准备，并制定印发了《猴痘诊疗指南（2022 年版）》，同时，国家卫生健康委在全国医疗卫生系统组织开展了猴痘防控技术培训，一切防控准备工作在有序进行。

实际上，猴痘并非新的病原体，从 1958 年它被发现起，人类和它断断续续打交道已经有半个多世纪。对比以往世界上零星暴发的猴痘病例，这一轮猴痘病毒的传播形式不同。世界卫生组织的密切关注，我国卫生健康行政部门的高度重视，让猴痘这个对绝大多数人来讲甚为陌生的传染病进入公众视野。我国虽然属于猴痘流行的低风险区，但对猴痘的防控仍然需要有积极主动和可持续的应对措施。

为进一步增进大众对猴痘防治知识的了解，助力我国猴痘防控健康教育工作的深入开展，我们从疾病预防控制管理的角度切入，从我国猴痘防控的实际情况出发，以猴痘非流行国家出现的输入性病例为背景，在参阅国内外大量文献资料的基础上，结合最新研究工作，编写了这本手册，为读者介绍与猴痘防治相关的医学知识，目的是让大众对猴痘及其病毒以及天花等痘病毒有更多的了解，防患于未然。

鉴于现阶段我们对猴痘的传播模式、临床特征及流行病学等方面仍有很多未知，还需去继续研究、探索。

在此，我们谨向参与和支持本书编写制作的全体专家及工作人员表示衷心的感谢！

本书编委会

2023 年 4 月

目 录
MULU

第一章　猴痘与天花

一、认识"痘病毒家族"

要想知道什么是猴痘（Mpox），就得大致了解"痘病毒家族"。

痘病毒（Poxvirus）（图 1–1），顾名思义，是指可以引起出痘的病毒。学名中的"Pox"，英语意为"痘"或"脓疱"。这里所说的"痘病毒家族"，医学上叫痘病毒科（*Poxviridae*），这是已知病毒粒子中基因组最大、成员最多、结构复杂、宿主范围较广的双链 DNA 病毒。痘病毒科其下又分为两个病毒亚科：

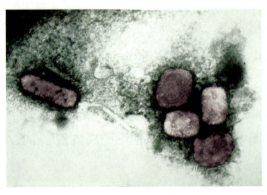

图 1–1　痘病毒

脊索动物痘病毒亚科（*Chordopoxvirinae*）和昆虫痘病毒亚科（*Entomopoxvirinae*）。其中，脊索动物痘病毒亚科由 10 个属组成，对人类致病的主要有正痘病毒属（*Orthopoxvirus*）（图 1-2）和副痘病毒属（*Parapoxvirus*）。此外，软疣病毒属（*Molluscipoxvirus*）和雅塔痘病毒属（*Yatapoxvirus*）的部分成员也可以引起人类疾病。我们要认识的猴痘病毒（Monkeypox virus，MPXV）也归正痘病毒属"管辖"。

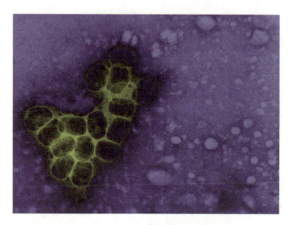

图 1-2　正痘病毒扫描电镜照片

在正痘病毒属中，对人类致病的病毒主要有天花病毒（Variola virus，VAR）、痘苗病毒（Vaccinia virus，VACV）、牛痘病毒（Cowpox virus，CPXV）和猴痘病毒。在这四种病毒中，除了人是天花病毒的唯一宿主外，后三种病毒都可以感染动物和人。

正痘病毒属中的痘苗病毒是在细胞质内复制 DNA，能感染几乎所有的哺乳动物和禽类细胞。

二、天花病毒与牛痘病毒

（一）天花病毒

在正痘病毒属里，最有名的是被称作"人类历史上的终极死神"的天花病毒（图1-3）。这种烈性传染病由天花病毒感染引起，在历史上的"杀人"总数远超所有战争致死人类的总和。天花病毒主要经由呼吸道黏膜侵入人体，由飞沫直接或间接接触传染。人感染天花病毒后会出现寒战、高热、乏力、头痛，四肢及腰、背部酸痛等严重毒血症症状，皮肤依次成批出现斑疹、丘疹、疱疹、脓疱，最后经历结痂、脱痂及遗留痘瘢（图1-4），天花患者痊愈后可获得终身免疫力。

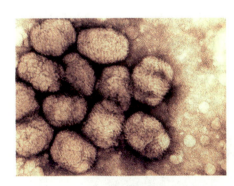
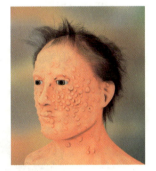

图1-3　显微镜下的天花病毒　　　图1-4　感染天花的男性

天花以20%~50%的超高致死率肆虐人间3 000多年，导致了3亿~5亿患者死亡。据说清朝的康熙能被立为储君的原因之一，是顺治皇帝接受了汤若望的建议，理由是康熙幼年时已得过天花，对这种可怕的疾病有了终身免疫力。不过康熙的脸上还是留下了天花的痘瘢（图1-5）。

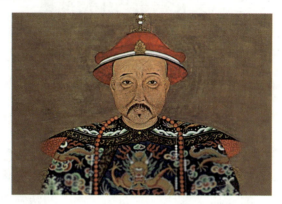

图1-5　康熙画像可见脸上的天花痘瘢

（二）牛痘病毒

在正痘病毒属里，为人们所熟知的还有牛痘病毒（图1-6）。18世纪，英国乡村的奶牛患了一种传染病，是牛痘病毒引起的急性感染。症状是在牛的乳房部位出现疱疹，最早发现被感染的一批人是英国乡村奶场的挤奶工。牛痘病毒通过人与患牛的密切接触而传染。当病毒进入人体后，患者皮肤上会出现局部疱疹，有轻度发热，

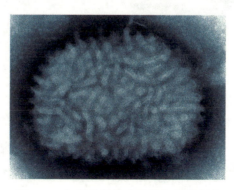

图1-6　电镜显微镜下的单个牛痘病毒

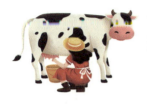

身体还会出现一些不适症状，在天花流行期间，这些症状过几周会自行消失。

（三）世界上第一支天花疫苗的诞生

18 世纪初的英国，天花肆虐。中国的人痘接种法（痘浆法、旱苗法、水苗法等）辗转传入英国，被英国皇家学会引入，经过改良后（用人痘接种者的痘瘢做接种材料）进行大力推广。此时英国的人痘接种法治愈率虽然显著，但安全性得不到完全保障，约 1/100 的人因接种发生意外而死亡。

爱德华·詹纳（Edward Jenner，1749—1823 年）（图 1-7）是英国的一位乡村医生，他经常去给当地人做人痘接种法。詹纳发现，对奶场的人来说，无论怎样接种他们都没有出现接种后的不良反应。詹纳一问才知道，这些人都曾经得过牛痘。当人感染牛痘病毒后，虽然症状与感染天花病毒有点相似，但病情却是轻度的。詹纳还听到奶场中流传着这样的说法：如果人得过牛痘，就不会再

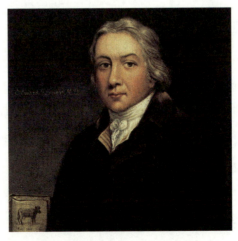

图 1-7　英国医生爱德华·詹纳

得天花，牛痘痊愈后也不会在患者身上留下难看的痘瘢。这个发现，让詹纳感到好奇和兴奋。詹纳产生了一个大胆的设想：如果从牛痘患者的水疱里提取脓浆注入他人体内，牛痘病毒（图1-8）就能让接种的人减少此后可能遭遇天花病毒侵袭所带来的危险。

詹纳为了证实他的设想，用了25年的时间来做调查研究和各种试验，他想最终确证这样一个结果：凡是接种过牛痘的人，都不会再患天花。

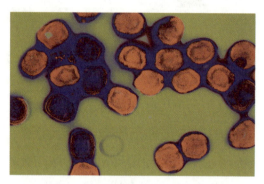

图1-8 显微镜下的牛痘病毒

1796年5月14日，詹纳从一名患了牛痘的挤奶女工萨拉·内尔姆斯（Sarah Nelmes）手上的水疱里取到了脓浆，并将此脓浆涂在自家园丁的8岁儿子菲普斯（James Phipps）手臂上的划痕里（詹纳将此程序称为"种牛痘"）。两天后，菲普斯感染了牛痘病毒。在经历了一周轻度发热和其他不适后，菲普斯很快好了，如往常一样同其他孩子在街上嬉闹玩耍了。一个多月后，菲普斯的左臂上留下了种牛痘的小瘢痕，他顺利度过了种牛痘这一关。

根据詹纳的大胆设想，要证明菲普斯今后再也不会患天花，就要把活体天花病毒再次接种到菲普斯身上。48天后，詹纳又从天花患者的脓疱里取到了脓浆，再次涂进菲普斯手臂上的划痕里。经过一个多月的观察，种过牛痘的菲普斯并没有出现天花的症状。牛痘接种让菲普斯获得了免疫，他的免疫系统"记住"了病毒，打败了更致命的天花病毒，接种牛痘预防天花的试验获得了成功！英国医生爱德华·詹纳发明的牛痘接种法，成为人类历史上消灭天花病毒的标志性事件，爱德华·詹纳被后人誉为"免疫学之父"（图1-9）。

原来，牛痘病毒是天花病毒的近亲，两种病毒有着相似的抗原。这就让曾经感染过牛痘病毒的人在遇到天花病毒的时候，免疫系统就能够把天花病毒消灭，从而防止人患天花。

詹纳的牛痘活体接种试验被人称为"医学史上最冒险的疫苗试验之一"，这个试验标志着世界上第一支天花疫苗由此诞生。1798年，詹纳发表了自己的牛痘接种成果。1800年，天花疫苗这一成果被欧洲部分国家得知，经过不断的完善和改进，逐渐向全世界传播普及。

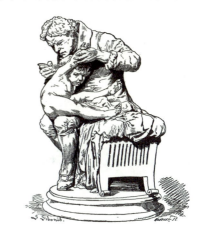

图1-9　爱德华·詹纳种牛痘肖像

（四）为消灭天花作出贡献的人

人类所有的进步都是建立在前人不断地探索之上的，牛痘接种法并非由爱德华·詹纳一人凭空创立。至少我们应该记住：人类首例人痘接种法出现在16世纪的中国，中国的人痘接种法在全人类与天花的抗争中起到了重要作用，功不可没；早在1768年，就有英国乡村外科医生约翰·菲斯特（John Fewster）、农夫本杰明·杰斯蒂（Benjamin Jesty）讨论或尝试过牛痘接种法。

根据牛津大学多年研究天花防治史的阿瑟·威廉·博伊斯顿（Arthur W. Boylston）博士2018年发表的论文，已知至少有六个人在詹纳之前就测试过牛痘接种的预防效果。

我们应该记住：中国的邱熺父子在国内推广牛痘接种法获得了成功。邱熺，这位被西方人所熟悉的朗黑德医生（Dr. Longhead），是中国最著名的"痘师"，他所著的《引痘略》（图 1-10）是第一部也是最有影响的关于接种牛痘的中文著作。邱熺运用传统中医理论重新诠释牛痘接种，进一步丰富了牛痘接种法。《引痘略》在成书后的约 100 年间再版了 50 多次。

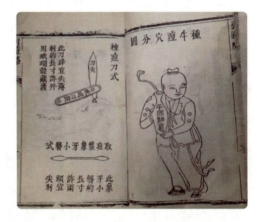

图 1-10 邱熺《引痘略》中的种痘招式

我们还应该记住：我国灭杀天花的功臣，中华"天坛株"的创始人齐长庆（图 1-11），在中国消灭天花的战斗中厥功至伟，他用中国的天花毒株生产出了中国的天花疫苗，让中国消灭天花的时间比世界卫生组织宣布天花被人类消灭的时间提前了 16 年。

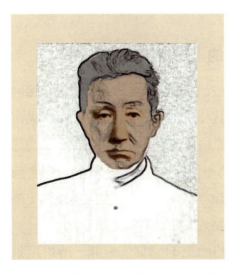

图 1-11 我国杀灭天花的功臣齐长庆

（五）天花被人类消灭

1979 年 12 月 9 日，在瑞士日内瓦，世界卫生组织专家组成员郑重地在《根除天花宣言》的羊皮纸上签字并盖上红色蜡印（图 1–12）。宣言用六种语言文字写道："我们，全球扑灭天花证实委员会委员，证实扑灭天花已经在全世界实现。"世界卫生组织将这一天定为天花消灭日。

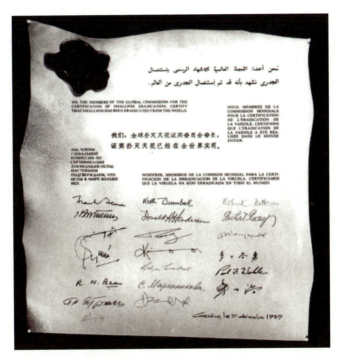

图 1–12　世界卫生组织《根除天花宣言》签字
（图片来源：https://www.thepaper.cn/ 瞭望智库）

1980 年 5 月 8 日，第三十三届世界卫生大会正式宣告"全世界和全世界人民永久摆脱了天花"。这一宣告，标志着困扰人类

3 000 多年的疾病被消灭（这种疾病仅在 20 世纪就夺去了 3 亿人的生命）。

　　天花这一烈性传染病是迄今在世界范围内被人类消灭的第一个传染病。

参考文献

[1]　方益昉．中国公共卫生学建制化起源刍议：始于认知致病微生物的显微镜时代 [J]．科学，2020，72（2）：53-56．

[2]　吴砂．漫画免疫：牛痘发明史的真实与神话（上）[EB/OL]．（2023-01-31）.https://mp.weixin.qq.

[3]　芮厘．牛痘接种：人类第一次战胜病毒的实验 [N]．中国科学报，2013-05-17（11）．

第二章　认识猴痘

一、认识猴痘病毒

由于猴痘病毒和天花病毒的近亲性，天花活体病毒和疫苗成为研究和预防猴痘的利器。2022年，世界范围内的猴痘暴发，让正痘病毒属的病毒们重回公众视野。人们越来越担心与天花病毒同属的猴痘病毒可能成为严重威胁人类健康的传染源。

猴痘是一种由猴痘病毒所引起的人兽共患病毒性疾病。最早发现猴痘病毒是在1958年，在丹麦哥本哈根一处实验室饲养用于研究的猴群中暴发了两次类似于"痘"的疾病，"猴痘"因此得名。

作为"痘病毒家族"的成员，猴痘病毒与天花病毒、牛痘病毒等是近亲，也具有正痘病毒的典型特征。人类在感染正痘病毒后均可获得终身免疫力。

猴痘病毒分为刚果盆地（中非）分支和非洲西部地区（西非）分支两种。中非分支毒力较强，西非分支毒力较弱。2003年在美国流行的猴痘病毒为西非分支。

猴痘病毒是具有包膜的双链 DNA 病毒，病毒较大而复杂，形态呈圆角砖形或卵圆形（图 2-1），长度为 220~450 nm（纳米），宽度为 140~260 nm，厚度为 140~260 nm，基因组长度约 197 kb（千碱基对），稳定性一般高于单链 RNA 病毒。

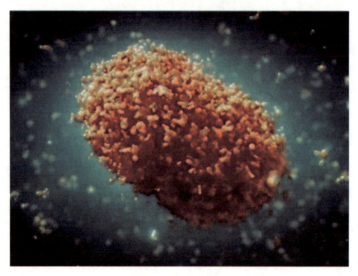

图 2-1　猴痘病毒
（图片来源：https://www.who.int）

小贴士：

单链 RNA 病毒与 DNA 病毒最大的区别是：RNA 病毒的突变率比 DNA 病毒要高；RNA 病毒对环境有更强的适应性。

下面是大家熟知的 RNA 病毒，好些都是"大名鼎鼎"的狠角色。

H1N1：甲型流感病毒。

HIV：人类免疫缺陷病毒（也称艾滋病病毒）。

SARS-CoV：SARS 冠状病毒 / 严重急性呼吸综合征冠状病毒。

SARS-CoV-2：SARS 冠状病毒 2 型，是一种新型冠状病毒。

说明：①红色字为世界卫生组织的病毒命名。
　　　②冒号后面为该病毒的中文名称。

（一）猴痘病毒的传播、变异特点及命名

猴痘病毒可以在动物和人类之间传播，也可以在人类之间进行二次传播。猴痘病毒的主要宿主为非洲啮齿类动物，如非洲松鼠、树松鼠、冈比亚袋鼠、睡鼠；非人类灵长类，如多种猴类和猿类。

与其他病毒一样，猴痘病毒基因也会发生变异。猴痘病毒中非分支被认为更具传染性。2022 年 8 月 12 日，世界卫生组织宣布，全球专家小组就猴痘病毒变异株新名称的命名问题达成了一致——正确的命名结构将以罗马数字表示分支。将前中非分支更名为分支Ⅰ，将前西非分支更名为分支Ⅱ，分支Ⅱ由"Ⅱa"和"Ⅱb"两个亚分支组成。

专家说

问：猴痘病毒存活的条件及灭活的条件是什么？

答：猴痘病毒耐干燥和低温，在土壤中，或在人体体表破损及结痂的痂皮处，或在被患者接触过的衣物、被褥上可存活数月。

猴痘病毒对热较敏感。将被污染的衣物加热至 56 ℃（30 分钟）或者 60 ℃（10 分钟）即可灭活。

紫外线和一般消毒剂均可使猴痘病毒灭活。猴痘病毒对次氯酸钠、氯二甲酚、戊二醛、甲醛和多聚甲醛等敏感。

（二）猴痘疫情的流行分布

猴痘是一种具有全球公共卫生重要性的疾病，因为它不仅影响中非（非洲大陆中部地区简称中非）和西非（非洲大陆西部地区简称西非），还影响到了世界其他地区。

1958 年，猴痘病毒从丹麦哥本哈根的一个实验室的猴子体内被分离出来。

1970 年，在刚果民主共和国 [简称刚果（金）] 一名 9 个月大的男婴身上发现了猴痘病毒，这是人类感染猴痘病毒的首个病例。此后，来自中非和西非的猴痘病例报告越来越多，陆续有非洲国家报告人类感染猴痘病毒的病例，如贝宁共和国（简称贝宁）、喀麦隆共和国（简称喀麦隆）、中非共和国、刚果（金）、加蓬共和国（简称加蓬）、科特迪瓦共和国（简称科特迪瓦）、利比里亚共和国（简称利比里亚）、尼日利亚联邦共和国（简称尼日利亚）、刚果共和国 [简称刚果（布）]、塞拉利昂共和国（简称塞拉利昂）和南苏丹共和国（简称南苏丹）等。

1996—1997 年，刚果（金）发生的猴痘疫情，虽然病死率较低，但发病率却高于往常，原因是由水痘病毒引起的疫情和猴痘疫情同时暴发。

2003 年，在非洲以外的首次猴痘疫情暴发于美国，主要与该国进口加纳土拨鼠有关，该次疫情先后波及美国六个州，共造成 80 余人感染猴痘病毒。

2010 年，某国专家团队研究结果发现，猴痘在非洲刚果（金）的传染性，已经从 20 世纪 80 年代 1/10 000 的感染率，发展到了 14/10 000。

2017 年以来，尼日利亚暴发了一次较大规模的猴痘疫情，共报告疑似病例 500 余例，确诊病例 200 余例，病死率约 3%，之后仍不断有新增病例的报告。

2017—2022 年，发生过多起从尼日利亚到其他国家旅游的游客感染猴痘病毒的病例报告，涉及以色列、英国、新加坡、美国等国家。从 2022 年 1 月开始，在欧洲、美洲及西太平洋等地区的多个国家发生了猴痘疫情。2022 年 5 月 13 日至 6 月 8 日期间，世界卫生组织从官方来源报告或确认的猴痘病例地理分布见图 2-2。

截至 2023 年 4 月 24 日，已有 111 个国家和地区向世界卫生组织报告了 87 113 例猴痘确诊病例和 130 例死亡病例。从 2022 年 5 月起，猴痘疫情突然出现并迅速蔓延到欧洲、美洲。在全球猴痘病例报告中，美国病例数居世界首位（30 150 例），其次是巴西（10 904 例）、西班牙（7 549 例）、法国（4 144 例）、哥伦比亚（4 090 例）。

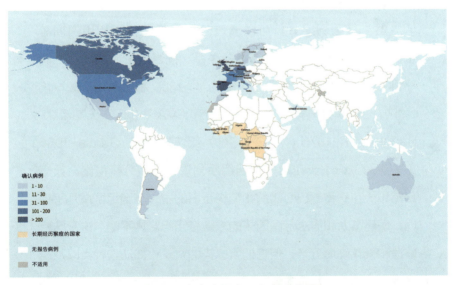

图 2-2　猴痘病例地理分布示意图

（资料来源：https://www.who.int）

　　根据 2023 年 4 月 24 日世界卫生组织发布的有关猴痘多国暴发的《外部形势报告 21》中的分析，将猴痘对全球造成的风险等级定为中等。美洲地区定为高风险区；非洲地区、东地中海地区、欧洲地区和东南亚地区定为中风险区；中国、日本、韩国所在的西太平洋地区定为低风险区。

　　综上，猴痘疫情的流行分布给我们提示了该疾病的发展趋势，防制猴痘的传播还需要公共卫生工作者进行广泛的宣传。只有提高大众认知，做好预防工作，才能更好地阻断猴痘的传播途径。

专家说

　　问：猴痘病毒和天花病毒有什么关系？

　　答：基因测序分析可以通过分析病毒的核酸和蛋白质等来确定不同毒株之间的"亲缘"关系，同基因家族的成员之间序列相似并通常具有相近的生物学功能。将 Zaire-96-I-16（MPV-ZAI）猴痘毒株与 India-1967（VAR-IND）天花毒株、Bangladesh-1975（VAR-BSH）天花毒株、Garcia-1966（VAR-GAR）天花毒株基因组序列进行比较分析得出：猴痘病毒和天花病毒编码必需酶和结构蛋白的中央基因组区域几乎相同；编码毒力和宿主范围因子的末端基因组区域不同。这意味着猴痘和天花确属近亲，但它们所感染的对象，如动物种类以及疾病表现出的症状有所不同。

问：猴痘病毒与新型冠状病毒的区别是什么？

答：猴痘是由正痘病毒引起的传染病，猴痘病毒是有包膜的双链 DNA 病毒，而新型冠状病毒是一种 RNA 病毒。DNA 病毒最大的特点就是它的性状很稳定，加之 DNA 病毒比 RNA 病毒有更多的修复机制，不容易发生变异，所以，猴痘病毒与新型冠状病毒最大的区别是：猴痘病毒不容易发生变异。

另外，猴痘病毒跟新型冠状病毒的传播方式也有区别。猴痘病毒除可以经黏膜和破损皮肤侵入人体外，还可以通过人直接接触感染动物呼吸道的分泌物、血液进行传播；通过人际之间密切接触传播（如长时间近距离接触时通过飞沫传播）；通过胎盘从孕妇传播给胎儿。新型冠状病毒则是通过空气中的微小气溶胶或飞沫进行传播。

问：目前有没有防治猴痘病毒有效的药物或疫苗呢？

答：目前国内尚无特异性抗猴痘病毒的药物，治疗方面主要是对症支持治疗及并发症治疗。研究表明：接种天花疫苗在预防猴痘方面的有效性约为 85%。因此，接种过天花疫苗的人可以预防感染猴痘病毒之后出现较重的症状。改良型痘苗病毒安卡拉株（modified vaccinia virus Ankara，MVA）是人类在寻求痘苗病毒作为天花疫苗的过程中获得的高度减毒的痘苗毒株。安卡拉株已于 2019 年被欧洲药品管理局（European Medicines Agency，EMA）根据动物和人类研究的数据授予许可用于预防猴痘病毒感染，目前尚未广泛使用。

二、感染猴痘病毒的体征与临床症状

猴痘病毒感染可分为潜伏期和临床期，临床期又分为入侵期和皮疹期。

（一）潜伏期

从感染猴痘病毒到出现症状大多为6～13天，也有5～21天的。

（二）临床期

1. 入侵期

猴痘的入侵期一般持续0～5天。患者会出现发热、剧烈头痛、淋巴结肿大、肌肉酸痛、背痛、乏力和重度虚弱等症状。疾病发热通常持续1～3天。猴痘患者在皮疹出现前可发生严重的淋巴结病，出现颈部、腋窝或腹股沟淋巴结肿大（双侧或单侧）（图2-3）。

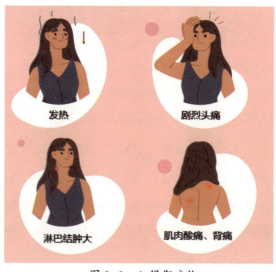

图 2-3　入侵期症状

2. 皮疹期

皮疹一般出现在发病后的 1 ~ 3 天，持续 2 ~ 4 周。典型表现为，皮疹首先出现在面部，逐渐蔓延到四肢及其他部位，皮疹多呈离心性分布，面部和四肢皮疹较躯干更为多见，手心和脚掌均可出现皮疹。疱疹和脓疱多为球形，直径为 0.5 ~ 1 cm（图 2-4），质地较硬，可伴有明显的痒感和疼痛。

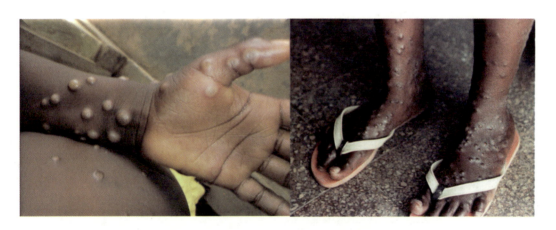

图 2-4　猴痘患者手上和脚上的疱疹和脓疱
（图片来源：https://www.who.int）

人感染猴痘病毒后，虽然全身都可能发生皮疹，但 95% 的病例皮疹集中发生在面部，75% 的病例皮疹发生在双手手掌及双脚脚底，70% 的病例皮疹发生在口腔黏膜，30% 的病例皮疹发生在肛门和生殖器，20% 的病例皮疹发生在结膜以及角膜。皮疹的数量从数个到数千个不等。在严重的情况下，皮疹可以合并，直到大片皮肤脱落。皮疹从基底平坦的斑疹发展到略微凸起的坚硬丘疹，再发展到充满淡黄色液体的脓疱，最后形成痂壳。

通常而言，皮疹从出现至痂壳脱落需要 2 ~ 4 周。

痂壳脱落后可遗留红斑或色素沉着甚至瘢痕，瘢痕持续时间可长达数年。

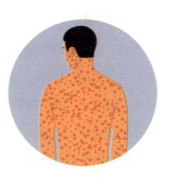

小贴士

感染猴痘病毒可能出现的症状：皮疹、发热、咽痛、头痛、肌肉酸痛、背痛、乏力、淋巴结肿大。

对于一些人来说，猴痘的第一症状是皮疹，而另一些人可能首先有其他症状。

猴痘皮疹通常发生的部位：手掌和脚底、面部、口腔黏膜、腹股沟、肛门和生殖器、结膜及角膜。

专家说

问：怎样鉴别猴痘、天花和水痘？

答：淋巴结肿大是猴痘的典型特征。猴痘患者在皮疹出现前可能发生严重的淋巴结肿大，天花和水痘都不会出现淋巴结肿大，如果没有淋巴结肿大，可以利用口咽、肛门或直肠拭子进行核酸检测，用于临床鉴别诊断。

三、猴痘的并发症

猴痘是一种自限性疾病，大部分患者症状持续2～4周可自行痊愈。严重病例常见于年幼儿童、免疫功能低下的人群，预后与患者感染的病毒分支、患者与病毒的接触程度、患者既往的健康状况以及并发症的严重程度等有关。虽然在大多数情况下，猴痘的症状会在几周内自行消失，但部分患者可能出现并发症，包括皮肤损伤部位继发细菌感染、呕吐和腹泻引起的严重脱水、支气管肺炎、脑炎、角膜感染等。近期发现的并发症包括直肠炎（直肠内有会引起疼痛的疮面和肿胀）、排尿疼痛或排尿困难。

根据世界卫生组织报道，猴痘患者的病死率为1%～10%，感染分支Ⅰ的患者病死率高于分支Ⅱ，感染分支Ⅱ的患者病死率约为1%，而感染分支Ⅰ的患者病死率可高达10%。

详情可参考案例2-1、2-2。

> 案例2-1
>
> 美国俄亥俄州哥伦布市的一名男性分享了他感染猴痘病毒的经历。他说："你绝对不想经历这么一场风暴，感觉很糟糕。我的症状开始于7月初的头痛，随后出现了其他一些类似流感的症状，最终出现了皮肤疱疹。我接受了猴痘病毒检测，结果呈阳性。后来症状变得更加严重，淋巴结肿得很大，有时会感到很疼，有几天晚上我根本无法入睡，感觉我的腿一度甚至无法走路，真的很糟糕。你绝对不希望自己染上这种病，它可以让你留下永久的瘢痕。"

案例 2-2

　　美国加利福尼亚州洛杉矶市的一名男性自由创作人，用自身经历告诫大家，一定要重视预防猴痘，他说，2022 年 6 月 17 日（星期五），我接到洛杉矶一位朋友的电话，他告诉我他的猴痘病毒检测结果呈阳性（我可能在上周末与他有过皮肤接触）。我赶紧检查自己是否有疹子，果然发现内裤遮盖部位有几处皮疹。第二天，我开始出现强烈的流感样症状：发热、全身发冷、盗汗、咳嗽、喉咙痛和淋巴结肿大（这些症状持续大约一周）。6 月 20 日（星期一），我去看医生，他们用棉签取了培养样本，送到了洛杉矶市的公共卫生部。星期四反馈的结果不出所料为阳性。我的症状还在加剧，下身的皮疹更加明显和疼痛，里面充满了脓液，变得发痒。我的脸上和身体的其他部位也出现了更多的皮疹。疼痛发展到有的晚上使我无法入睡的地步，主要是出现钝痛、酸痛；如果我躺着的姿势不对，时而还会出现尖锐的疼痛，只有通过经常洗澡和涂抹舒缓药膏来缓解疼痛。我后来甚至请医生开了镇痛药，用药后疼痛也只能暂时缓解。到 6 月 24 日（星期五），我感觉流感样症状在慢慢减轻。至我第一次发现皮疹后一星期，我感觉除了皮疹还在继续出现外，其他症状基本消失。我全身已经有超过 25 处皮疹，胳膊、腿、手、脚和头皮上都有。

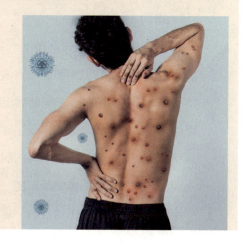

四、猴痘的传播

（一）传染源

猴痘的主要传染源为感染猴痘病毒的啮齿类动物，灵长类动物（包括猴、黑猩猩、人等）感染后也可能成为传染源。如 2022 年由分支Ⅱb引起的猴痘疫情。根据调查研究发现，在非洲许多动物中发现了猴痘病毒感染的证据，包括绳松鼠、树松鼠、冈比亚袋鼠、睡鼠以及不同种类的猴子等（图 2-5）。猴痘的天然宿主目前尚未确定，研究结果显示，啮齿类动物是最有可能的宿主。

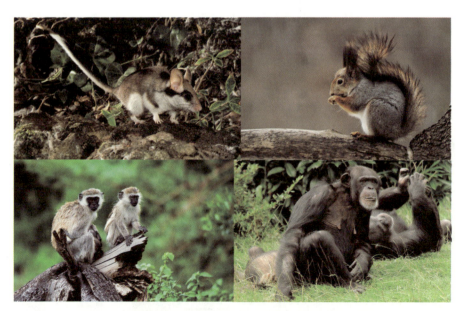

啮齿类动物，睡鼠（上左），树松鼠（上右）。
非人灵长类动物，猴子（下左），黑猩猩（下右）。

图 2-5 传染源

（二）传播途径

动物传人： 直接接触到受感染动物呼吸道分泌物、血液等，或被感染动物咬伤、抓伤而被感染；食用未充分烹饪的感染动物的肉类和其他动物产品而被感染。

人传人（人际传播）： 病毒经黏膜和破损的皮肤侵入人体。通过密切接触感染者的呼吸道分泌物或间接接触被污染的物品传播，如较长时间的面对面近距离接触，或通过飞沫传播；通过胎盘或生产期间的密切接触可能发生母婴传播；通过性接触传播。

猴痘的传播途径见图2-6。

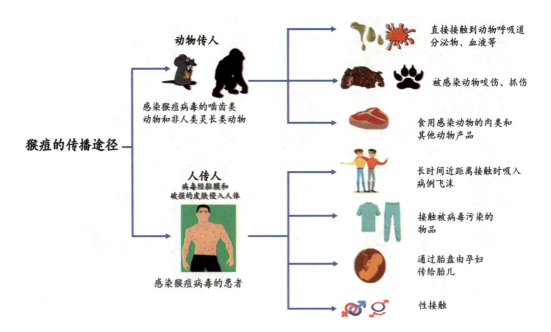

图 2-6　猴痘的传播途径

（三）易感人群

人群对猴痘病毒普遍易感。以往接种过天花疫苗的人对猴痘病毒存在一定程度的交叉保护力。

目前，猴痘疫情报告的绝大多数病例都存在下列情况：

- 发生过男男性行为。
- 拥有多个性伴侣或新性伴侣。
- 性接触构成的密切接触（黏膜或破损皮肤接触到分泌物）。

这种特殊的传播方式最有可能的解释是：猴痘病毒碰巧被引入了有男男性行为的特殊社区群体并持续传播。有免疫缺陷的人（如艾滋病病毒感染）可能会增加感染猴痘病毒的风险，并且会增加猴痘出现重症或死亡的风险；10岁以下儿童感染后出现严重症状的风险可能高于成人。

专家说

问：猴痘病毒传播的高危人群有哪些？

答：猴痘病毒的特点是传播途径复杂，集中在高危人群。目前疫情中报告的多数病例是在男男性行为者中发现的。鉴于这种病毒目前正在这些社交网络中出现人与人之间传播，如果男男性行为者与具有传染性的人有性行为或其他形式的密切接触，则目前可能面临更高的感染风险。拥有多个性伴侣或新性伴侣的人目前面临的风险最大。

高危群体主要是男同性恋、双性恋人群以及其他男男性行为者，再扩展一点可以考虑艾滋病病毒感染者。

（四）猴痘的传播力

基本传染数 R_0 值（basic reproduction number, R_0）是一个流行病学术语，代表着在完全易感人群中（在无干预措施的情况下）有多少人能够被一名感染者传染上这种病毒。R_0 值的一个重要临界点是 $R_0=1$，R_0 的数字越大，代表流行病越难控制。**专家明确表示，猴痘病毒不会是下一个新型冠状病毒**。

新型冠状病毒的 R_0 值高达 5.7，也就是说，一名感染了新型冠状病毒的患者平均能传染 5.7 人；截至 2022 年 11 月的统计数据表明，猴痘病毒的 R_0 值 < 1。

猴痘最主要的传播方式是物理接触。物理接触指在人际交往中的空间接触形式，具体表现为握手、击掌、拥抱、亲吻等，而新型冠状病毒主要通过空气中的微小气溶胶或飞沫传播。所以，避免物理接触是预防猴痘病毒传播的主要措施。（图 2-7）

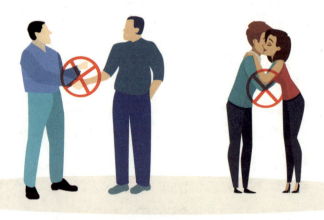

图 2-7　避免物理接触

预防猴痘的最重要的措施是提高公众对猴痘的认知度，特别是在高危人群中，提倡接种疫苗。

五、猴痘的诊断

（一）疑似病例

当出现发热、浅表淋巴结肿大并伴有皮肤黏膜皮疹表现者，同时具备以下流行病学史（也叫"流行病接触史"）中任何一项的人都应该引起足够的重视。

（1）发病前 21 天有猴痘疫情报告国家旅行或者居住史（重点关注非洲地方性流行国家以及英国、葡萄牙、西班牙、美国、加拿大等已有社区猴痘病例报告的国家）。

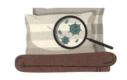

（2）发病前 21 天与猴痘确诊病例有过密切接触。

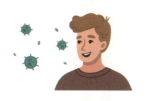

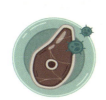

（3）发病前 21 天接触过啮齿类、非人类灵长类等猴痘病毒感染动物的肉、血液和分泌物等。

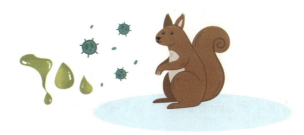

（二）确诊病例

符合疑似猴痘病例定义者，经实验室采样检测后，猴痘病毒核酸检测呈阳性或病毒分离呈阳性者为确诊病例。（图2-8）

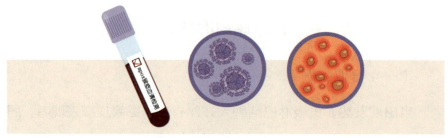

图 2-8　猴痘病毒检测

六、猴痘的预防

（一）及时识别，科学管理病例

对任何符合疑似病例定义的个人都应进行猴痘病毒的检测。疑似和确诊病例应由当地卫生行政部门指派的专用交通工具，运送到指定的专业传染病治疗机构进行严格隔离、观察和治疗。对疑似和确诊病例应严格单人单间隔离，落实污染物处置，尽快采样并开展实验室病原学检查以明确诊断。对疑似和确诊病例的密切接触者要进行登记、集中隔离和进行医学观察，医学观察期限为21天。

（二）疫苗接种

猴痘是一种自限性疾病，临床症状通常较轻。由于以往猴痘流行地区（例如非洲地区）各种条件的局限性，预防一般采取以管理传染源为主的综合性防治措施，几有对高危人群及特定人群才进行疫苗接种。

1980年以前，我国实行全民天花疫苗接种（即"种牛痘"）并彻底消灭了天花，对世界公共卫生和预防医学作出了重大贡献。我们现在还可以看到，在1980年以前出生的人胳膊上几乎都有一个种牛痘留下的瘢痕（图2-9），这是那个年代防止感染天花病毒而接种疫苗的印记。随着天花在我国绝迹，常规的天花疫苗接种也停止了，现代人大部分对痘病毒易感。

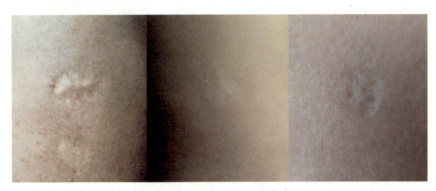

图 2-9　种牛痘留下的瘢痕
（图片来源：由 yyk 等人提供）

我国既往的天花疫苗为复制型组织培养痘苗，在接触猴痘病毒前（暴露前）接种可以有效地保护人而使其免受感染；而在接触猴痘病毒后（暴露后）的2周内，尤其是在暴露后最初4天内的接种者，约85%可产生免疫力，以减轻症状的严重性。

据世界卫生组织报道，经过多年研究，已经针对天花研发出了更新和更安全的疫苗，这种疫苗可能对猴痘病毒有用。其中三种（第二代天花疫苗 ACAM2000 和第三代疫苗 MVA-BN 和 LC16）已获批用于预防猴痘，目前不建议大规模地进行疫苗接种，只有高危人群（例如与猴痘患者密切接触的人）才应考虑接种。虽然过去已经证明天花疫苗对猴痘有预防作用，但目前关于新型天花疫苗在临床实践和现场环境中预防猴痘的有效性的数据还有限。

据《瑞典日报》2022 年 6 月 6 日报道，丹麦生物技术公司巴伐利亚北欧公司（Bavarian Nordic）研发生产出了一种名为 Imvanex 的猴痘疫苗，是截至 2022 年 6 月全球唯一获批使用的猴痘疫苗。

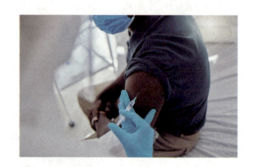

我国的非复制型猴痘疫苗正在加紧研发中。

（三）加强宣传教育

出入境人员和猴痘涉疫地区人员需要关注所在国的猴痘疫情信息。在猴痘流行地区，要尽量避免与啮齿类动物和非人类灵长类动物（包括患病或死亡的动物）发生接触，不直接接触动物的血和肉，如果食用必须彻底煮熟。处理染病动物或感染组织以及在屠宰过程中，应戴上手套及其他防护用品，同时加强个人手的消毒。海关、卫生健康等部门要采取各种形式，积极、广泛地宣传猴痘的防治知识，使公众及时、有效地采取预防手段，并正确引导舆论，避免发生社会恐慌。

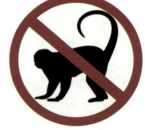

（四）加强境外输入风险管控

截至 2022 年 9 月，我国只有几例输入性猴痘病例，但我国在中、西非国家有大量的劳务及援外人员，同时与欧洲、美洲之间的国际旅行和国际交往频繁，依然存在猴痘输入的风险。因此，建议从疫区归国的人员须注意自我健康监测，如出现发热、皮疹等症状，应主动就医，要详细告知接诊医生自己在疫区的旅行史或居住史，帮助医生诊断和治疗。若在国外有过猴痘接触史和暴露史（指曾经出现在某些危险的易传染地带），在尚未出现症状时，可主动联系当地的疾病预防控制中心进行咨询和报备。

（五）限制动物贸易

限制非洲啮齿类动物和非人类灵长类动物的进口贸易，降低猴痘病毒向我国扩散的风险。建议将感染猴痘病毒的动物与其他动物隔离，并立即实施检疫。对任何可能与感染猴痘病毒动物有接触的其他动物应进行检疫隔离，根据标准预防措施进行处理、观察症状30 天。

参考文献

[1]　NOAM E, HAGIT A, ELAD M, et al. Diagnosis of Imported Monkeypox, Israel, 2018 [J]. Emerging infectious diseases, 2019, 25（5）: 980–983.

[2]　CHRISTIAN H, IFEDAYO A, PLACIDE M, et al. Urgent need for a non-discriminatory and non-stigmatizing nomenclature for monkeypox virus [J]. PLoS biology, 2022, 20（8）: 1–6.

[3]　World Health Organization. 2022 Mpox（monkegpox）Outbreak: Global Trends [EB/OL].（2022–04–24）[2022–10–06]. https://worldhealthorg.shinyapps.io/mpx_global/ .

[4] SHCHELKUNOV S N, TOTMENIN A V, SAFRONOV P F, et al. Analysis of the monkeypox virus genome [J]. Virology, 2002, 297（2）: 172–194.

[5] SHCHELKUNOV S N, TOTMENIN A V, BABKIN I V, et al. Human monkeypox and smallpox viruses: genomic comparison [J]. FEBS letters, 2001, 509（1）: 66–70.

[6] GREGORY D H, AUDREY M B, KRISTA Y, et al. Clinical characteristics of human monkeypox, and risk factors for severe disease [J]. Clinical infectious diseases, 2005, 41（12）: 1742–1751.

[7] World Health Organization.Monkeypox– United Kingdom of Great Britain and Northern Ireland [EB/OL].（2022–05–16）[2022–11–07]. https://www.who.int.

[8] ERIC H. Columbus man shares experience battling monkeypox, CPH expecting more vaccine in August [EB/OL].（2022–07–28）[2022–11–07].https://www.nbc4i.com/.news/local-news/columbus–man–shares–experience–battling–monkeypox–cph–expecting–more–vaccine–in–august.

[9] Hearst Television. Man shares 'horrific' experience with monkeypox, struggle to get treatment [EB/OL].（2022–08–03）[2022–12–03]. http://www.sfgate.com/news/article/Man–shares–horrific–experience–with–monkeypox–17347668.php.

[10] DIOGO DE S, JOÃO P, JOANA F, et al. Human monkeypox coinfection with acute HIV: an exuberant presentation [J]. International journal of STD & AIDS, 2022, 33（10）:936–938.

[11] JONATHAN M C, ALASDAIR B, SARAH E, et al. Comment Title: Care of children exposed to monkeypox [J]. The Lancet regional health Europe, 2022, 21: 1–3.

[12] JOHN P T, SAPHA B, SHARON W, et al. Monkeypox Virus Infection in Humans across 16 Countries – April–June 2022 [J]. The New England journal of medicine, 2022, 387（8）: 679–691.

[13] STEVEN S, YEN T L, CHONG G X, et al. High Contagiousness and Rapid Spread of Severe Acute Respiratory Syndrome Coronavirus 2[J]. Emerg Infect Dis, 2020 , 26（7）: 1470–1477.

[14] ALEXANDRE C, GUILLAUME F, MANON V, et al. Monkeypox and Pregnancy: Latest Updates [J]. Viruses, 2022, 14（11）: 2520.

[15] 香港出现首例猴痘输入病例 [EB/OL].（2022–09–06）.http://hm.people.com.cn/n1/2022/0906/c42272–32520848.html.

[16] 李婷婷，李柏松，唐文革，等 . 中国大陆首例猴痘确诊病例流行病学调查和处置 [J]. 国际病毒学杂志, 2022, 29（5）: 391–394.

第三章　猴痘病毒的检测及鉴别诊断

一、实验室检查

（一）一般检查

猴痘病例可以采取外周血检查，可见白细胞正常或升高，血小板正常或减少。部分患者肝功能检查可见转氨酶水平升高，低蛋白血症；肾功能检查可见血尿素氮水平降低；电解质检查可见血钠或者血钾水平下降等。

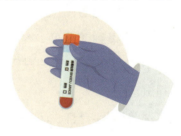

（二）病原学检查

1. 核酸检测

猴痘病例可采用核酸扩增的检测方法，在皮疹、疱液、痂皮、口咽或鼻咽分泌物等标本中可检测出猴痘病毒核酸。

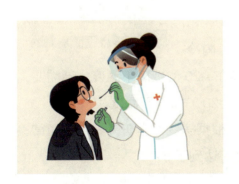

2. 样本采集与存储

病原学检查临床样本包括感染者的皮疹、疱液、痂皮、口咽或鼻咽分泌物等。通常用来诊断是否感染猴痘病毒的样本是皮肤病变材料，口咽或鼻咽分泌物可以用作皮肤病变材料的补充。出于医学研究的目的也可能会收集其他部位［如直肠和（或）生殖器］，或血液等样本。

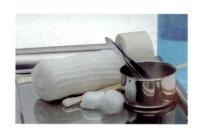

（1）皮肤病变材料。病变渗出物、病变表层、病变结痂拭子。

•• 使用棉签（涤纶棉签、聚酯植绒棉签）采集拭子时，需要大力擦拭病变部位，确保收集足够量的病毒 DNA。采集到的拭子，可以保存为干拭子，也可以将拭子保存在有病毒运输介质的液体中。

•• 在患者身体不同部位采集到的同一种类型的病变拭子可以收集在同一支试管中。

•• 采集到的病变、结痂、囊泡性液体等不同类型的病变样本拭子，不应混合装在同一试管中，应分开装在不同试管中。

•• 若条件允许，可采集两支试管样本，当第一份试管样本检测结果不确定时，可使用第二份试管样本进行检测。

•• 采集后的试管样本应在 1 小时内冷藏于 2 ～ 8 ℃的冰箱内，或冷冻保存在 −20 ℃或以下温度。若需要保存的时间长于 7 天，应冷冻保存在 −20 ℃或以下温度。

•• 采集到的病变样本用于诊断。根据病变样本研究表明，通常皮疹类皮肤病变材料样本的核酸阳性率达到了 97%。

（2）口咽拭子和（或）鼻咽拭子。

•• 使用棉签（涤纶棉签、聚酯植绒棉签）采集拭子，可保存为干拭子或将拭子保存在有病毒运输介质的液体中。

•• 一般用作皮肤病变材料的补充。

•• 研究表明，口咽或鼻咽拭子的核酸阳性率达到了 26%。

•• 采集后的试管样本应在 1 小时内冷藏于 2 ~ 8 ℃的冰箱内，或冷冻保存在 –20 ℃或以下温度；若需要保存的时间长于 7 天，应冷冻保存在 –20 ℃或以下温度。

（3）样本采集统计表请参考表 3–1（考虑用于医学研究而收集的其他样本须遵循道德规范）。

表 3-1　样本采集统计表

样本	样本采集	样本保存	用途 / 核酸阳性率
直肠或生殖器拭子	使用棉签（涤纶棉签、聚酯植绒棉签）采集拭子，可保存干拭子或将拭子保存在有病毒运输介质的液体中	采集后 1 小时内冷藏于 2 ~ 8 ℃的冰箱内，或冷冻保存于 –20 ℃或以下温度；若保存时间长于 7 天，应冷冻于 –20 ℃或以下温度	可用于确诊和研究
尿液	使用无菌收集管采集		研究表明，尿液核酸阳性率可达 3%
精液	使用无菌收集管采集	采集后 1 小时内可室温储存，长于该时间，应保存于 –20 ℃或以下温度	研究表明，精液核酸阳性率可达 5%

续表

样本	样本采集	样本保存	用途 / 核酸阳性率
全血	使用含 EDTA 的无菌收集管采集	采集后 1 小时内可室温储存，长于该时间，应保存于 –20 ℃或以下温度	因病毒血症发生在感染早期，血液中检测到猴痘病毒概率较低，研究表明，7% 患者血液中可检测到猴痘病毒
血清	使用血清分离管采集	采集后 1 小时内冷藏于 2～8 ℃的冰箱内，或冷冻保存于 –20 ℃或以下温度；若保存时间长于 7 天，应冷冻于 –20 ℃或以下温度	用于血清学检测，以辅助诊断，如患者近期有过疫苗接种可能会干扰该结果
血浆	使用含乙二胺四乙酸（EDTA）的无菌收集管采集		

3. 病毒培养

采集上述样本进行病毒培养可分离到猴痘病毒。猴痘病毒培养应当在三级及以上的生物安全实验室里开展。

•• 可用猴痘患者的皮疹、疱液、痂皮、口咽或鼻咽分泌物等标本进行病毒培养。

•• 可以用鸡胚绒毛尿囊膜、Vero/hSLAM 细胞分离病毒后对病毒进行鉴定。

•• 因该病毒培养方法对技术要求较高，不作为常规鉴定手段。

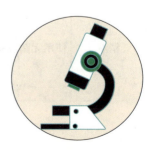

二、实验室检查结果的解释

猴痘病毒感染的确认应该考虑临床与流行病学信息。核酸检测阳性样本需通过聚合酶链式反应（polymerase chain reaction，PCR）复检或测序确认，或者疑似病例的猴痘病毒PCR检测呈阳性，才能确认为猴痘病毒感染。（图3-1）

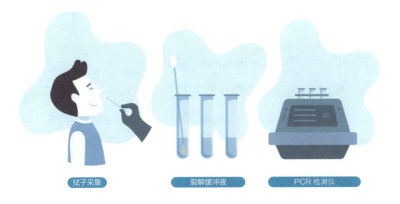

拭子采集　　　裂解缓冲液　　　PCR检测仪

图3-1　PCR检测仪工作原理

核酸检测阴性患者，如果临床表现和流行病学提示猴痘病毒感染，可以用血清学检测进行辅助诊断：确认是否曾经被感染，或是因为样本质量较差，或者因为运输、检测等问题造成的检测失败。

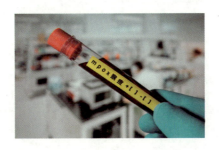

专家说

问：什么时候需要去做猴痘病毒检测？

答：在没有流行病学史的情况下不建议做猴痘病毒检测。如有流行病学史，存在以下情况，可以要求做猴痘病毒检测。

1. 与患有猴痘的人有过密切接触。

2. 出现发热、淋巴结肿大并伴有皮肤黏膜皮疹表现。

问：什么地方可以做猴痘病毒核酸检测？

答：如今国内只有少数医疗机构和疾病预防控制机构实验室可以做猴痘病毒核酸检测。如果怀疑自己感染了猴痘病毒，可前往医疗卫生部门。医疗卫生部门会组织医疗卫生人员采集你的样本，送到相应的实验室进行检测。

问：当接受猴痘病毒检测样本采集时，需要配合完成哪些流程？

答：当接受猴痘病毒检测样本采集时，你需要配合完成以下流程。

1. 在样本采集之前接受医疗卫生人员的询问，填写相应的资料。

2. 为了检测的顺利进行，医疗卫生人员需要采集相应的样本，包括用棉签拭子采集你皮肤上的痘疱液、皮疹、痘痂等；采集血液样本；采集鼻咽拭子 / 口咽拭子，或者可能采集直肠拭子；

采集尿液、精液等。

问：采集检测样本后，什么时候可以得到猴痘病毒的检测结果？

答：医疗卫生人员采集检测样本后，会将样本送往具有猴痘病毒检测能力及猴痘病毒实验活动资质的医疗机构进行检测。检测报告结果通常需要一天至几天时间才可以拿到。

问：猴痘病毒检测结果如何解读？

答：对猴痘病毒的检测最常使用核酸检测方法。若结果为阳性，说明检测的样本中含有猴痘病毒；若结果为阴性，则不含有猴痘病毒；若检测结果为不确定，则需要重新检测，或者需要重新采集样本后再进行检测。

注意：因为样本采集不合格等原因而造成阴性结果（如有流行病学史，且出现猴痘病毒感染相关临床表现），则需要重新采集样本进行检测。

三、猴痘的鉴别诊断

猴痘主要需要与水痘、带状疱疹、单纯疱疹、麻疹、登革热等其他发热出疹性疾病进行鉴别，还要与皮肤细菌感染、疥疮、梅毒和过敏反应等疾病进行鉴别诊断。猴痘的鉴别诊断见表3-2。

表 3-2 猴痘的鉴别诊断

诊断	病原体	潜伏期	前驱症状	皮疹分布	皮疹特点
天花	天花病毒	7～17天	发热、头痛、背痛、呕吐等全身不适	面部、四肢、常累及手足	•皮疹单一，均处于同一阶段 •1～3天：下肢大腿内侧，腋下及腰部两侧出现一过性麻疹样或猩红热样皮疹，同时面部出现斑疹。3～4天：体温正常，自觉症状减轻；离心性分布皮疹，以头面/四肢末端为主，初期为暗红色斑疹，之后由丘疹。6～7天：皮疹转变为水疱，中央凹陷，周围有红晕，眼角、咽喉、口腔、结膜也有。8～9天：皮疹转为脓疱，体温再次上升，中毒症状加重。11～12天：皮疹脓疱干燥、结痂，绿色厚痂，伴瘙痒，体温正常。2～4周：痂皮脱落，留瘢痕
水痘	水痘-带状疱疹病毒	10～21天	•发热、头痛、关节痛等全身不适 •局部疼痛，感觉敏感	躯干、面部、头皮多见，肢端皮疹相对较少，很少累及手足	分批出现丘疹、水疱、脓疱、结痂等各阶段皮损，以上皮损可同时出现，1周之内所有皮疹都可结痂
带状疱疹	水痘-带状疱疹病毒	不定	局部疼痛，感觉敏感	肋间神经、脑神经、神经支配区域；带状分布，局限性分布，一般不过身体正中线	红斑基础上出现群集水疱 •局部疼痛，感觉敏感，疱单伴有针刺痛
单纯疱疹	单纯疱疹病毒	疱疹性龈口腔炎潜伏期5天	一	局限性；好发于口周、指端	•皮损为红斑基础上出现成簇小水疱 •分原发感染、复发感染和重症系统性感染多种 •有口唇疱疹、颜面疱疹、疱疹性龈口腔炎、生殖器疱疹、疱疹性角膜结膜炎、接种性单纯疱疹、疱疹性咽炎等 •重症系统性感染：新生儿疱疹、疱疹性肝炎、无菌性脑膜炎、播散性单纯疱疹等

续表

诊断	病原体	潜伏期	前驱症状	皮疹分布	皮疹特点
手足口病	肠道病毒（柯萨奇病毒/埃可/EV71病毒）	4~7天	• 发疹前可有发热、头痛、食欲减退 • 疼痛性口腔炎	上颚后壁、咽、手掌、手背、臀部、肘、膝、足底、足背	• 手/足/肘/膝关节及臀部可见米粒至豌豆大小不规则的、淡灰白色水疱、基底有红晕 • 硬腭、颊黏膜、齿龈及舌部出现疼痛性水疱、溃疡，周围绕以红晕
牛痘	牛痘病毒	2~14天	发热、肌痛和呕吐等全身不适	手和面部最常受累	临床表现为接种处发生丘疹，很快转变成水疱，经过短暂的出血期后期转变为脐凹性脓疱
羊口疮病	Orf病毒	5~6天	症状轻微，可伴有短暂低热和全身不适	多见于好发于手指，手背和前臂等外露部位	• 皮损单个或数个，初期表现为坚硬的红色或蓝色丘疹，逐渐增大，形成平顶的出血性脓疱或大疱，中心出现脐凹和结痂 • 常伴有淋巴管炎和淋巴结炎
疱疹性瘭疽	单纯疱疹病毒	5~7天	—	指端	• 指端出现群集水疱、脓疱 • 局部疼痛、肿胀
梅毒	梅毒螺旋体	4~6周	一般无发热症状	• 丘疹鳞屑型（多见于掌跖、外生殖器、臀部等部位） • 扁平湿疣型（可见于外阴及肛周处）	猴痘主要需与二期梅毒鉴别，该期皮疹型较多样，多反复发生，且皮疹不疼不痒。主要皮疹型可见于斑丘疹及丘疹鳞屑型，还可见于扁平湿疣型

专家说

问：如果出现了发热、出疹、淋巴结肿大等症状中的一种或几种，又不一定是感染了猴痘病毒，需要如何进行鉴别诊断呢？

答：可以前往当地特定的医院就诊。本章案例 3-1 案例 3-3 的情况也可作为参考。

案例 3-1

一名 5 岁儿童（其父亲是援助非洲新近回国的工作人员）出现了发热、出疹及淋巴结肿大等症状，家人均无类似症状。该儿童所在幼儿园近期也有几位小朋友发热请假。经医生诊断，该儿童是感染了风疹，并不是猴痘。

这里以风疹与猴痘的鉴别诊断为例。

1. 传播途径

风疹是 RNA 病毒，属于披膜病毒科，是限于人类的病毒。风疹主要由飞沫经呼吸道传播，儿童或成人与风疹患者有密切接触的也可能经直接接触传播。猴痘的人际传播途径则不同，任何与猴痘病例有过密切接触的人都有感染的风险。

2. 发病年龄

典型的风疹患者同猴痘患者一样，初期也会出现发热、皮疹、脓疱及淋巴结肿大的症状，但儿童更易发风疹。猴痘则全年龄段的人群都可能感染发病。

3. 淋巴结肿大

风疹导致的淋巴结肿大主要是在耳后、枕部和颈部淋巴结。猴痘导致的淋巴结肿大主要是浅表淋巴结（如颈部淋巴结、腋窝淋巴结、腹股沟淋巴结等）。

4. 皮疹

风疹的皮疹特征最初出现在面部、颈部，然后扩展到躯干、四肢，尤其以背部的皮疹密集度最高，可融合成片。躯干的皮疹一般持续3天（1~4天）消退，民间有"三日麻疹"的俗语。猴痘的皮疹特征最初可能出现在身体的任何部位，并由丘疹发展为脓疱（图3-2）。风疹患者的皮疹形态介于麻疹与猩红热的皮疹形态之间，因此应当仔细地将猴痘与这三种常见的发热出疹性疾病进行鉴别。要准确地鉴别风疹病毒感染与猴痘病毒感染，需要采用PCR检测。

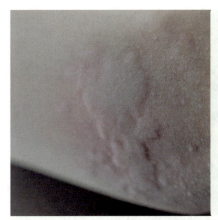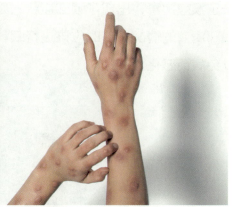

图3-2 风疹病毒感染的皮疹（左）和猴痘病毒感染的疱疹（右）

案例 3-2

2022 年 7 月到 9 月，美国疾病控制中心报告了 5 名病例，5 名病例患者的眼睛都出现了疼痛、瘙痒、发红、肿胀或有异物感等症状，均前往眼科就诊，后被确诊为猴痘病毒感染引起的"眼猴痘"。

由于猴痘病毒感染的初期症状可能不太明显，也有患者的症状始终不典型，因此就诊的原因就可能是五花八门。除发热门诊和皮肤科以外的其他科室的医生也应该对猴痘病毒感染保持一定的敏感度。虽然感染"眼猴痘"的概率极低，但患者如果有比较明确的猴痘接触史（如在猴痘流行地区与可能感染猴痘病毒的青壮年男性有过密切接触），也不能完全排除这种感染的可能性。就诊时，患者应该主动告知医生自己的感染接触史（图 3-3），以帮助医生准确、及时地进行鉴别诊断。如果已经通过 PCR 检测等方法确诊患者感染了猴痘病毒，出现了眼部症状，则需要考虑因猴痘病毒感染引起眼部病变的情况，这时应该进行眼科评估并及时进行抗病毒治疗，以免病情恶化。

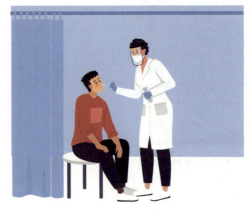

图 3-3　就诊时主动告知医生自己的感染接触史

案例 3-3

一位女士睡觉醒来，发现自己腿上出现红斑皮疹且有刺痛感，担心自己感染了猴痘病毒，便前往医院就诊。后被皮肤科医生诊断为低温烫伤，并非猴痘病毒感染。（图 3-4）

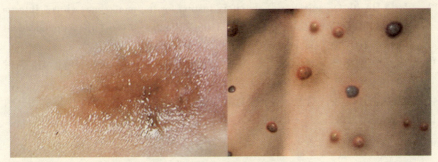

图 3-4　烫伤皮疹（左）和猴痘脓疱（右）

我国目前是猴痘病毒感染低风险地区，一般民众猴痘病毒感染概率较低，出现皮疹等疑似症状需要及时前往医院就诊，由医生诊断或者做相关检测，不必过分担忧。近期有海外旅居史或男男性行为者，如果怀疑自己感染了猴痘病毒，最快速、最准确的诊断方式是先做核酸检测。

当学校的学生出现大规模发热以及皮疹症状时，应该首先考虑是水痘、麻疹等发热出疹性传染病，因为二者的传染性更强，在国内的流行性更高。另外，应结合学生的疫苗接种情况和实验室检查情况等进行判断鉴别。在我国，由猴痘病毒感染造成集中流行的概率较低。

参考文献

[1] 国家卫生健康委 . 猴痘诊疗指南（2022 年版）[J]. 中国实用乡村医生杂志，2022，29（7）：1–2.

[2] World Health Organization. Laboratory testing for the monkeypox virus：Interim guidance[EB/OL].（2022–05–23）[2022–06–22]. https：//www. who.int/publications /i/item /WHO–MPX–laboratory–2022.1.

[3] 王长泰，刘林娜，赵令斋，等 .《猴痘诊疗指南（2022 年版）》解读 [J]. 新发传染病电子杂志，2022，7（3）：12–17.

[4] 蒋荣猛，郑跃杰，周蕾，等 . 儿童猴痘诊疗和预防专家共识 [J]. 中华实用儿科临床杂志， 2022，37（13）：964–973.

第四章 猴痘病例的密切接触者/一般接触者应该采取哪些防控措施

一、什么是猴痘病例的密切接触者

如果你在日常的生活、学习、工作中有过以下情况即会被判定为猴痘病例的密切接触者。

（1）与猴痘疑似病例和确诊病例有过皮肤接触或者长时间面对面近距离接触的人，包括以下情况：

•• 性伴侣。

•• 居住在同一家庭或类似环境中的人（如露营等）。

•• 在病例出现皮疹时共用衣物、被褥、餐具等的人。

•• 长时间与病例共用同一封闭工作空间的人。

•• 照顾有症状的猴痘病例的护理人员。

•• 与猴痘病例或猴痘病例的体液或气溶胶接触时没有采取适当个人防护的医护人员。

（2）抚摸、照顾过有病症［如结膜炎、呼吸系统症候，和（或）

皮疹]的进口哺乳动物类宠物的人，如土拨鼠（草原犬鼠）、冈比亚袋鼠、松鼠等。（4-1）

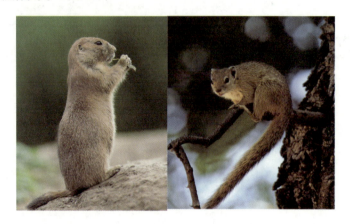

图 4-1　黑尾草原土拨鼠（左）和非洲树松鼠（右）

（3）接触过进口的、有或者没有临床病症的哺乳动物类宠物的人，这些宠物曾经接触过有猴痘临床症状的人或哺乳动物类宠物。

（4）在职业事故中（飞溅、锐器伤或气溶胶暴露等），暴露于含病毒样品的实验室的人。

（5）在乘坐飞机、火车、公共汽车或船舶等公共交通工具时与猴痘疑似病例或确诊病例座位相邻，或者在同一交通工具内与其有过皮肤接触或长时间面对面近距离接触的人。

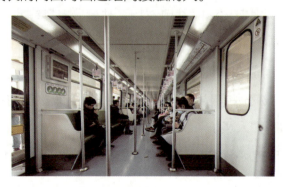

二、当你被告知是猴痘病例的
密切接触者时应该怎么办

当你被告知是猴痘病例的密切接触者，应主动配合医疗卫生部门做好健康调查，尽可能详细地告诉医疗卫生人员自己的接触史和可能与猴痘有关的患病症状及医学观察。如果密切接触者曾经有过二次痘苗接种史（接种过天花疫苗或者水痘疫苗共两次及以上），可按一般接触者处理。密切接触者的医学观察期限为 21 天（自最后接触猴痘病例的当日算起），在医学观察期间，应配合医疗机构和专业人员做如下工作。

1. 配合填写《猴痘个案调查表》

根据国家卫生健康委《猴痘防控技术指南（2022 年版）》的防控规范，当地的疾病预防控制机构在接到猴痘病例（疑似病例、确诊病例）报告后，应在最短时间内派出流行病学调查人员，对报告病例进行流行病学的个案调查并填写《猴痘个案调查表》（该调查表为该指南的附表 1，见表 4-1）。流行病学调查人员会详细了解和记录你在发病前与染病人或动物的接触史以及疫苗接种史等情况。卫生机构同时会派出消毒专业人员到你家以及你滞留过的其他地点进行终末消毒。

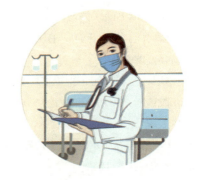

表4-1 猴痘个案调查表

国标码□□□□□□

病例编码□□□□

1.一般情况

1.1 姓名：_____

1.2 身份证号码：□□□□□□□□□□□□□□□□□□

1.3 性别：（1）男 （2）女 □

1.4 年龄（岁）：□□

1.5 联系电话：_____

1.6 职业：□

    （1）幼托儿童 （2）散居儿童 （3）学生 （4）医生 （5）教师 （6）保育保姆

    （7）餐饮业 （8）商业服务 （9）工人 （10）民工 （11）农民 （12）牧民

    （13）渔（船）民 （14）干部职员 （15）离退人员 （16）家务待业 （17）其他

1.7 现居住地(详填)： 省 市 县(区) 乡(街道) 村(小区) 号

1.8 户口所在地(详填)： 省 市 县(区) 乡(街道) 村(小区) 号

1.9 隔离酒店地址： 省 市 县(区) 乡(街道) 号

1.10 工作单位：_____

1.11 发病时间： 年 月 日 □□□□/□□/□□

1.12 发病地点： 省 市 县（区）

1.13 初诊时间： 年 月 日 □□□□/□□/□□

1.14 初诊单位：_____

1.15 初次诊断：（1）疑似病例 （2）确诊 （3）其他 □

1.16 入院时间： 年 月 日 □□□□/□□/□□

1.17 所住医院名称：_____

1.18 住院号：□□□□□□

1.19 入院诊断：（1）疑似病例 （2）确诊 （3）其他：

2.临床表现

2.1 发热 （1）有 （2）无 □

2.1.1 体温（入院时） ℃

续表

2.1.2 首次发热日期：　　年 月 日　　　　□□□□ / □□ / □□

2.2 寒战　　　　（1）有　（2）无　　　　□

2.3 出汗　　　　（1）有　（2）无　　　　□

2.4 头痛　　　　（1）有　（2）无　　　　□

2.5 背痛　　　　（1）有　（2）无　　　　□

2.6 咽痛　　　　（1）有　（2）无　　　　□

2.7 浅表淋巴结肿大　　（1）有　（2）无　　　　□

2.8 咳嗽　　　　（1）有　（2）无　　　　□

2.9 呼吸急促　　（1）有　（2）无　　　　□

2.10 嗜睡　　　（1）有　（2）无　　　　□

2.11 乏力　　　（1）有　（2）无　　　　□

2.12 皮疹　　　（1）有　（2）无　　　　□

2.12.1 若出现皮疹，请明确部位：＿＿＿＿＿＿＿＿＿＿＿＿＿

2.12.2 首次出现皮疹日期：　年 月 日　　　□□□□ / □□ / □□

2.13 其他临床表现：＿＿＿＿＿＿＿＿＿＿＿＿＿

3. 实验室检查

3.1 猴痘病毒分离　　　　（1）阴性　（2）阳性　　　　□

3.2 猴痘病毒核酸检测　　（1）阴性　（2）阳性　　　　□

4. 流行病学史调查

4.1 发病前 21 天有无境外旅居史　　（1）有　（2）无　　　　□

　　若有，转 4.1.1

4.1.1 曾前往国家 / 城市：＿＿＿＿＿＿＿＿＿＿＿＿＿

4.1.2 接触动物史（包括啮齿类，如非洲松鼠、树松鼠、冈比亚袋鼠、睡鼠等），灵
　　长类如多种猴类和猿类　①是　②否
　　若有，则转 4.1.3　　　　　□

4.1.3 动物名称：＿＿＿＿＿＿＿＿＿＿＿＿＿

4.2 若无境外旅居出史，发病前 21 天有无暴露于有临床症状（如结膜炎、呼吸症状
　　或反疹）的进口或野生啮齿类和灵长类动物 （1）有　（2）无　　　　□

4.3 若无境外旅居出史，发病前 21 天有无暴露于疑似病例、确诊病例
　　（1）有　（2）无　　　　□

续表

4.4 发病前 21 天, 是否有同性性行为（1）有　（2）无 □

4.5 发病后密切接触者：

姓名	性别	年龄	与患者关系	住址	联系电话	备注

5. 转归与最终诊断情况（随访或根据医疗报告完成）

5.1 最后诊断：（1）确诊病例 （2）其他疾病 ＿＿＿＿＿＿＿＿＿＿ □

诊断日期：　年　月　日　　　　　□□□□／□□／□□

5.2 转归：（1）痊愈 （2）死亡　　　　　□

若病例死亡，则填写 5.2.1

5.2.1 病例死亡日期：　年　月　日　　　　□□□□／□□／□□

调查单位：＿＿＿＿＿＿＿＿＿＿

调查者签名：＿＿＿＿＿＿＿＿＿＿

猴痘病例个案调查表填表说明

1. 请您用圆珠笔或钢笔填写，字迹要工整。

2. 凡是数字，都填写阿拉伯数字如：0、1、2、3……

3. 请将所选择答案的序号写在题后的"□"内。

4. 使用 6 位国标码，如吉林省为 ②②⓪①⓪⓪ 。

5. 所有涉及日期的填写到日，如入院时间为 2003 年 4 月 5 日，则在相应的栏目中填写 ②⓪⓪③⓪④⓪⑤ 。

2.对健康状况进行观察记录

在医学观察期间，每日主动配合医疗卫生人员对你的身体健康状况进行观察记录，并接受其给予的健康教育和指导。

3.医疗卫生人员观察

医疗卫生人员将每天观察密切接触者的症状，主要包括发热（体温≥ 37.4℃）、皮疹和浅表淋巴结肿大情况等，同时每天应进行两次体温检测。

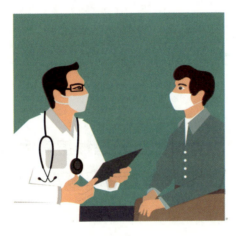

4.出现猴痘症状的处理

如果密切接触者（非同性恋人群）在医学观察期间内出现了猴痘症状，应当配合卫生行政部门到指定的医疗机构进行诊断。

在有疫苗的情况下，建议密切接触者（非同性恋人群）或潜在感染的实验室人员（医学专业人群）进行疫苗接种，理想情况是在接触猴痘病毒后的 4 天内进行接种。

三、什么是猴痘病例的一般接触者

有以下情况可视为猴痘病例的一般接触者：

（1）除密切接触者之外，其他的与疑似患有或者确诊猴痘的人员有过短时间间接接触的人员，如不共用同一办公室的同事、不共用同一教室的师生等一般社会接触者。

（2）在飞机、火车、公共汽车、轮船等交通工具中，座位在猴痘病例的前后三排且不是密切接触者的乘客。

（3）为猴痘病例提供诊疗服务且正确使用个人防护装备的医疗卫生人员。

四、当你被告知是猴痘病例的
一般接触者时应该如何处理

1. 基本原则

当你被告知只是猴痘病例的一般接触者，原则上可以正常工作、学习和生活。

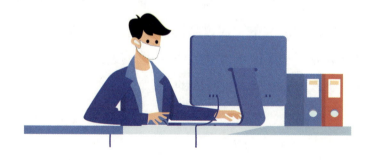

2. 配合措施

当你被告知你是与猴痘病例乘同一交通工具的一般接触者，应配合医疗卫生人员登记有关信息。同时在回到家中或住地后，应及时与当地的疾病预防控制机构联系。

3. 医学观察

在你被告知是猴痘病例的一般接触者后的 21 天内实行自我健康监测。在医学观察期间，尽量减少与他人接触，每天早晚各测量一次体温，一旦出现发热（≥ 37.4 ℃）、浅表淋巴结肿大和皮疹等症状，应及时与当地疾病预防控制机构联系。

五、当出现不明原因的皮疹或其他与猴痘相似的症状时应该怎么办

当出现不明原因的皮疹或其他与猴痘相似的症状，应尽快联系当地的医疗卫生部门，以便进一步确诊，同时应采取以下措施。

1. 避免与他人接触

尽可能地避免与他人接触，也不要让他人接触你使用或触摸过的物品，直到经医疗卫生部门诊断出你未患猴痘或其他传染病为止。

2. 采取保护措施

在医疗卫生部门对你症状的诊断结果出来之前，请用衣服、手套或绷带覆盖住长皮疹的所有部位，戴上口罩并避免与他人进行近距离的交流，以免发生传播。

3. 不要触摸或抓挠皮疹

不要触摸或抓挠皮疹，这有可能将皮疹传播到身体的其他部位，或者增加将病毒传播给他人的机会，同时可能挠破皮肤从而导致细菌感染。

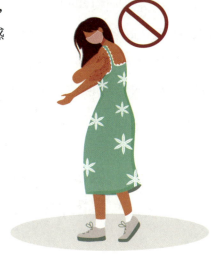

参考文献

[1] 国家卫生健康委 . 猴痘防控技术指南（2022 年版）[J]. 中国病毒病杂志，2022，12（4）：245–254.

[2] Centers for Disease Control and Prevention. What To Do If You Are a Close Contact of a Person With Monkeypox [EB/OL]. （2023–01–30）[2022–10–26].https://www.cdc. gov.

第五章　猴痘的治疗

2022 年 5 月以来，世界多个猴痘非流行国家报告了猴痘病例，且存在社区传播。为提前做好猴痘医疗应对工作准备，提高临床早期识别和规范诊疗能力，国家卫生健康委会同国家中医药管理局组织制定了《猴痘诊疗指南（2022 年版）》。

《猴痘诊疗指南（2022 年版）》明确指出，猴痘为自限性疾病，大部分预后良好。在治疗方面，目前国内尚无特异性抗猴痘病毒的药物，主要是对症支持治疗和并发症治疗，以及心理支持治疗和中医治疗。抗病毒药物在部分国家得到了批准使用。

一、对症支持治疗

患者应该卧床休息，注意补充营养及水分，维持水、电解质的平衡。体温高的患者，以物理降温为主，如体温超过 38.5 ℃，应给予解热镇痛药退热，但要注意防止大量出汗引发虚脱。

患者应该保持皮肤、口腔、眼及鼻等部位清洁及湿润，避免搔

抓皮疹部位的皮肤，以免继发感染。当皮疹部位疼痛严重时，可使用镇痛药物。（图 5-1）

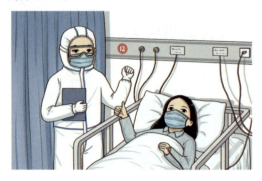

图 5-1　对症支持治疗

二、并发症治疗

继发皮肤细菌感染时给予有效抗菌药物治疗，根据病原菌培养分离鉴定和药敏试验结果加以调整。不建议预防性应用抗生素。出现角膜病变时，可用滴眼液，辅以维生素 A 等治疗。出现脑炎时给予镇静、脱水降颅压、保护气道等治疗。（图 5-2）

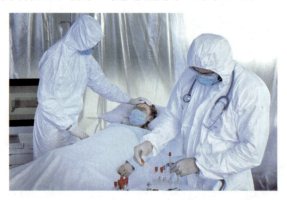

图 5-2　并发症治疗

三、心理支持治疗

在感染猴痘病毒后，患者通常存在紧张、焦虑、抑郁等心理问题。医疗卫生人员应该对患者加强心理支持、疏导和相关解释工作，根据具体病情及时请心理专科医生会诊并参与疾病诊治，必要时给予相应的药物辅助治疗。（图5-3）

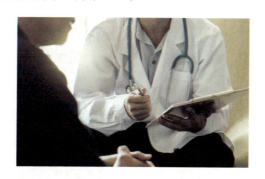

图 5-3　心理支持治疗

四、中医治疗

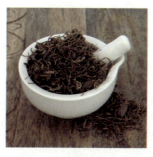

升麻

对猴痘患者，应该根据中医"审因论治""三因制宜"的原则辨证施治。临床症状有发热的患者推荐使用升麻葛根汤、升降散、紫雪散等；临床症状有高热、痘疹密布、咽痛、多发淋巴结肿痛的患者推荐使用清营汤、升麻鳖甲汤、宣白承气汤等。（图5-4）

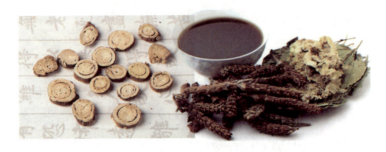

图 5-4 中医治疗

五、抗病毒药物治疗

特考韦瑞

特考韦瑞（Tecovirimat）（图 5-5）在美国和加拿大被批准用于治疗天花，并已获得欧洲药品管理局在特殊情况下应对猴痘疫情的全面市场准入，但并未列入世界卫生组织批准的紧急使用清单（emergency use list, EUL）。特考韦瑞有速释型口服胶囊和静脉注射两种剂型，口服剂型需每天服用两次，疗程为 14 天；对于体重在 13 kg 以下的患儿，可将药物与液体或半固体食物混合服用。特考韦瑞通过靶向作用病毒包膜蛋白 p37 而抑制病毒包膜的形成，从而阻断病毒成熟的最后步骤和从感染细胞释放，最终抑制病毒在感染者体内的复制及传播。

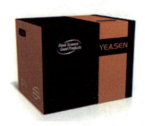

图 5-5 特考韦瑞包装外观示意图

布林西多福韦

布林西多福韦 (Brincidofovir，别名 CMX001) 是一种用于治疗巨细胞病毒、腺病毒、天花和埃博拉病毒感染的抗病毒药物。布林西多福韦为口服片剂或混悬剂，体重在 48 kg 以上的成人服用剂量为每周一次，每次 200 mg，共服用两次（第一天和第八天服用）。布林西多福韦通过抑制聚合酶介导的 DNA 合成来抑制猴痘病毒的复制。

西多福韦

西多福韦 (Cidofovir，CDV) 被美国食品药品监督管理局批准用于治疗巨细胞病毒。美国疾病预防控制中心允许在暴发猴痘疫情时使用该药物治疗人类猴痘。西多福韦通过抑制 DNA 聚合酶从而抑制猴痘病毒的复制。西多福韦为静脉注射给药，关于该药物可能导致肾毒性和电解质异常的副作用已有报道。

牛痘免疫球蛋白

对于有 T 细胞免疫功能缺陷的猴痘病毒暴露者，在无法接种天花疫苗的情况下，可预防性地使用牛痘免疫球蛋白（VIG），但应做好监测并进行数据收集。

对于感染猴痘病毒的临床重症患者，可使用特考韦瑞和布林西多福韦联合治疗；特考韦瑞可与牛痘免疫球蛋白联合用于接种天花疫苗的并发症，如牛痘湿疹和进行性牛痘。

参考文献

[1] 国家卫生健康委 . 猴痘防控技术指南（2022 年版）[J]. 中国病毒病杂志，2022，12（4）：245–254.

第六章　个人防护与居家消毒

一、非猴痘流行地区注意事项

根据世界卫生组织报道，从以往猴痘疫情获得的证据表明，有人在接触被污染的物体后染上猴痘。已有的绝大多数病例跟与其他病例的密切接触有关，如触摸行为或性行为。所以，尽管我们身处猴痘流行低风险区，成人和儿童都需要注意手部卫生，一定要做到勤洗手，按照"七步洗手法"正确洗手。（图6–1）

这些情况下需要洗手：

•• 上厕所后。

•• 咳嗽或打喷嚏后。

•• 吃饭前。

•• 外出回来后。

•• 接触高频次使用的公共物品后。

•• 戴口罩和摘下口罩前后。

•• 接触口鼻前。

•• 接触动物后。

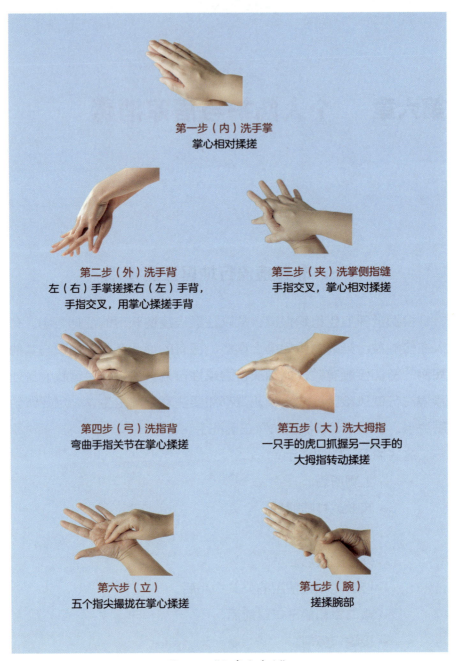

第一步（内）洗手掌
掌心相对揉搓

第二步（外）洗手背
左（右）手掌搓揉右（左）手背，
手指交叉，用掌心揉搓手背

第三步（夹）洗掌侧指缝
手指交叉，掌心相对揉搓

第四步（弓）洗指背
弯曲手指关节在掌心揉搓

第五步（大）洗大拇指
一只手的虎口抓握另一只手的
大拇指转动揉搓

第六步（立）
五个指尖撮拢在掌心揉搓

第七步（腕）
搓揉腕部

图 6-1 "七步洗手法"

专家说

问：如何有效洗手？

答：使用具有杀菌消毒功能的肥皂或洗手液均匀涂抹在整个手掌、手背和指缝，认真搓洗双手至少 20 秒，再用流动水冲洗干净。

二、猴痘流行地区注意事项

在猴痘流行地区的人，除勤洗手外，还需要正确戴口罩。

一般来说，正确戴口罩和摘取口罩包括五个要点。（图 6-2）

（1）日常注意手卫生，在戴口罩和摘下口罩前后要洗手。

（2）戴口罩前，平展口罩，将鼻夹侧朝上、防潮无纺布面（或皱褶处向下为外）朝外。

（3）戴口罩时，双手平拉推向面部，捏紧鼻夹使口罩紧贴个人的面部。确保四周贴合面部，同时快速吸气或呼气，检查口罩是否有略微地鼓起或塌陷，且四周均不漏气。

（4）摘取口罩时，要尽量避免手触碰到口罩的外部。

（5）如发现戴口罩时有明显潮湿或脏污要立即更换，以免影响防护效果。

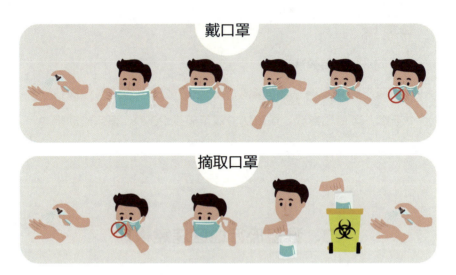

图 6-2　正确戴口罩和摘取口罩

专家说

问：口罩种类如何选择？

答：一次性医用外科口罩和医用防护口罩（如 N95 口罩）在预防空气传播病毒方面具有重要作用，能够有效地减小呼出射流的范围。猴痘病毒的最主要传播途径为物理接触传播，但也可能通过携带病毒颗粒的飞沫传播。未感染人群可以戴医用防护口罩、防护面屏或护目镜等来预防飞沫传播。猴痘病毒感染者在与他人接触时不建议戴有呼吸阀的 N95 口罩。

三、居家消毒

（一）家中无感染病例或疑似感染病例的消毒方法

（1）做好家中日常通风和常规消毒。

（2）用含氯的消毒剂（如 84 消毒剂）稀释后，给房间的墙面和地面消毒。

（3）用消毒剂擦拭手机、桌面、柜台、坐便器等高频接触的物体。

（4）餐具煮沸 15 分钟或用含氯消毒剂浸泡 30 分钟，而后用清水洗净。

（5）污染物（如用过的口罩等）、垃圾等，应丢入密闭袋，并投至废弃口罩垃圾箱或指定垃圾箱内。

（二）家中有感染病例或疑似感染病例的消毒方法

1. 皮肤、黏膜消毒

当皮肤被污染物污染时，应立即清除污染物，用一次性吸水材料蘸取 0.5% 碘伏或过氧化氢消毒剂擦拭消毒 3 分钟以上，再用清水清洗干净；黏膜应使用大量生理盐水冲洗，或用 0.05% 碘伏冲洗消毒。

2. 衣服、床单、毛巾等纺织品消毒

病例使用过的衣服、床单、毛巾等纺织品，当无肉眼可见污染物时，若需重复使用，可用流通蒸汽或煮沸消毒 30 分钟或在有效氯（含量为 1 500 mg/L）的消毒剂或季铵盐（含量为 1 000 mg/L）

消毒剂浸泡 30 分钟后，按照常规清洗或用其他有效的消毒方法进行处理。怕湿的衣物可选用环氧乙烷或干热的方法进行消毒处理。

对病例的血液、分泌物、排泄物等污染物，建议均按医疗废物集中处理。

3. 餐（饮）具消毒

病例用后的碗、盘、筷、杯等餐（饮）具，在清除食物残渣后，应煮沸消毒 30 分钟，或在使用有效氯（含量为 500 mg/L）的消毒剂浸泡 30 分钟后，用清水洗净，才可再次使用。

4. 物体表面消毒

家中的床围栏、床头柜、家具、门把手和家居用品，只要有肉眼可见的污染物，应先完全清除污染物再进行消毒；当无肉眼可见污染物时，可用有效氯（含量为 1 000 mg/L）消毒剂或活化后的二氧化氯（含量 ≥ 500 mg/L）消毒剂进行消毒。不耐腐蚀的物体表面也可以用季铵盐（含量为 2 000 mg/L）的消毒剂进行喷洒、擦拭或浸泡消毒，在作用 30 分钟后用清水擦拭干净。

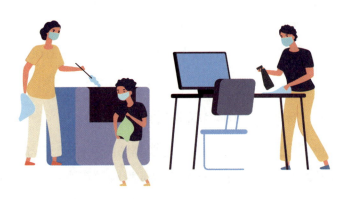

5. 室内空气消毒

如经过科学评估，需对室内进行空气消毒时，则要在无人情况下进行。可选择质量浓度为 5 000 mg/L 的过氧乙酸溶液、3% 过氧化氢溶液等，按 20 mL/m³ 的配比；二氧化氯消毒剂（按产品说明书配比），用超低容量（气溶胶）喷雾法进行消毒，也可以使用经过验证安全有效的其他消毒方法。

6. 地面、墙壁消毒

有肉眼可见污染物时，应先完全清除污染物再消毒；无肉眼可见污染物时，可用有效氯（含量为 1 000 mg/L）的消毒剂或活化后的二氧化氯（含量 ≥ 500 mg/L）的消毒剂擦拭或喷洒消毒；对于不耐腐蚀的地面和墙壁，也可用季铵盐（含量为 2 000 mg/L）的消毒剂喷洒或擦拭。消毒作用时间不少于 30 分钟。

专家说

问：家庭和个人怎样进行有效消毒才能预防猴痘？

答：猴痘病毒主要通过密切接触传播，接触病毒污染的物品也有可能被感染。所以，除了远离猴痘病例，做好家庭和个人的消毒可以有效预防猴痘。

◆应确保所用消毒产品合法有效，所选择的消毒方法科学可行。消毒剂一般有刺激性气味和轻微腐蚀性，操作者应正确佩戴口罩和手套，消毒结束后及时用流动水清洗干净。

◆注意随时保持双手清洁。平时可选用速干手消毒剂，或直接用 75% 乙醇（医学术语，俗称酒精）进行擦拭消毒。有肉眼可见污染物时，应先使用肥皂（或洗手液）在流动水下按照"七步洗手法"清洗双手，然后按上述方法消毒。

◆碗、盘、筷、杯等餐（饮）具可以用消毒柜消毒。如果没有消毒柜，可用沸水煮30分钟消毒。

◆使用消毒剂浸泡后的抹布，对桌面、门把手、开关、水龙头、遥控器、马桶按钮等手经常触摸的物体表面进行擦拭消毒。

◆衣服、床单、被罩、毛巾等纺织品，优先推荐60℃以上水热洗（手洗或洗衣机）。如无热洗条件，可用消毒液先浸泡30分钟再用清水洗净（消毒剂具有轻微的漂白作用，丝绸品或深色衣物不宜用消毒剂浸泡）。

◆地面可使用消毒液浸泡后的拖布擦拭消毒。

参考文献

[1] 代慧,赵彬.人呼出飞沫和飞沫核的运动传播规律[J].科学通报,2021,66（4）：493-500.

[2] 国家卫生健康委.猴痘防控技术指南（2022年版）[J].中国病毒病杂志，2022，12（4）：245-254.

[3] 北京市朝阳区疾病预防控制中心.猴痘家庭消毒小提示[EB/OL].（2023-06-14）[2023-06-18].https://www.sohu.com.

第七章　出行防护

一、非猴痘流行地区注意事项

在非猴痘流行地区，应该尽量避免无保护地接触或处理野生动物，特别是生病或死亡的野生动物以及它们所接触过的物品。当外出时，尽量保证手部的清洁卫生。

二、猴痘流行地区注意事项

（一）生活中的注意事项

1. 避免与可疑感染者接触

在猴痘疫情流行地区工作或旅居的人员，应避免与可疑的感染者（如皮肤上出现任何类似皮疹、丘疹、水疱样或结痂等皮损的人或男男性行为者）密切接触，避免共用生活用品（如床上用品、衣物等）。当照看或探视猴痘患者时，要做好个人防护（如戴一次性乳胶手套、戴医用防护口罩、穿一次性隔离衣等）。

2. 避免无保护地接触、食用或处理野生动物

尽量避免无保护地接触或处理野生动物，特别是生病或死亡的野生动物，以及它们所接触过的物品。尽量不要食用野生动物，如需食用，必须彻底煮熟。

3. 留意家养宠物的疾病体征

家中如养有宠物，请观察宠物的潜在疾病体征。虽然我们不知道受感染的宠物可能出现的所有症状，但如果宠物表现出嗜睡、食欲减退、咳嗽，鼻腔和眼部有分泌物，或者有丘疹、水疱样皮疹、结痂、腹胀、发热等症状，请及时联系兽医，并告知宠物可能感染了猴痘病毒。

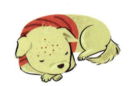

4. 外出注意手部清洁

外出不方便洗手时，可选用含 75% 乙醇的手消毒剂进行手部消毒。方法是将消毒剂涂抹在双手上，持续揉搓 15 秒。在特殊情况下，也可以使用含氯或过氧化氢手消毒剂。使用时用量要足够，要让手心、手背、指缝、手腕等处充分湿润消毒剂，两手相互摩擦足够长的时间，要等消毒剂差不多蒸发之后再停止。

5. 外出如厕要注意消毒

使用公共厕所，包括出差住宿宾馆里的厕所，如果使用坐便器，尽可能使用一次性坐便纸，如果条件不允许，也可先用乙醇消毒湿巾擦拭表面后再使用。

6. 进行性行为时的注意事项

由于在欧洲等本轮猴痘疫情主要流行地区，猴痘在男男性行为人群的社交网络中迅速蔓延，有多性伴侣或临时性伴侣的男男性行为者暴露风险最高。此类人群在流行地区生活或出行时应注意以下几点：

（1）进行性行为时要保护自己和他人免受猴痘病毒的侵害。

（2）定期检查自己有无症状并要求性伴侣也这样做。

（3）通过减少性伴侣的数量或在与任何新伴侣发生性关系之前应观察一段时间。

（4）如果已经接种了疫苗，请注意，完全保护可能需要数周时间，在此期间避免性行为是一个好主意。

（5）进行开诚布公、不带偏见的对话。与新的性伴侣交换联系方式，并同意在出现猴痘病毒感染症状时互相告知。

（6）使用安全套虽然可以预防某些性传播疾病，但不能防止猴痘病毒，因其可通过身体密切接触感染人体。

（二）公共场所用餐时的注意事项

（1）外出就餐时，尽量选择证照齐全、卫生状况良好的餐厅，尽量减少多人聚餐，尽可能错峰用餐，避免人员拥挤，避免皮肤相互接触。

（2）用餐前后均建议戴一次性医用外科口罩。坐下用餐的最后一刻才脱口罩，用餐完毕立即戴上口罩。

（3）咳嗽、打喷嚏、流鼻涕时，要用纸巾或手帕遮挡并及时洗手。口、鼻分泌物用纸巾包好，弃置于封闭式垃圾箱内。

（4）用餐前后、咳嗽或打喷嚏后，严格按照"七步洗手法"洗手。

（5）用餐前注意检查食物是否异常、是否新鲜，避免进食未熟透的食物。

（6）尽量通过线上扫码等非接触方式进行点餐和付费。

专家说

问：密切接触猴痘患者的定义是什么？

答：在美国疾病预防控制中心的相关文件中，医疗机构对猴痘患者的密切接触的定义是：距离小于6英尺（约等于1.83 m），时长为3小时及以上的接触。

（三）乘坐公共交通工具时的注意事项

（1）必须全程规范戴一次性医用外科口罩，尽量与他人保持距离，避免物理接触。（图7-1）

（2）尽量采用无接触的支付方式购票。

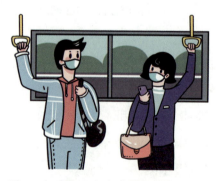

图7-1 乘坐公交车要避免物理接触

（3）在乘车过程中尽量减少用手接触公共区域内的设施。如果接触了，在手进行充分消毒前，不要再与眼睛、口、鼻发生接触。

（4）打喷嚏时，用纸巾或手肘遮掩。

（5）在乘车过程中不要饮食，可以减少暴露风险。

（5）如果有条件的话，在乘车中，使用过的手机等电子产品，可以在下车后用乙醇棉片或者消毒湿巾进行擦拭。

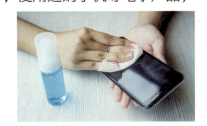

（四）乘坐电梯时的注意事项

进入电梯应全程佩戴口罩，尽量避免接触电梯内物品表面，用手按电梯按钮时尽量垫着纸巾。（图7-2）

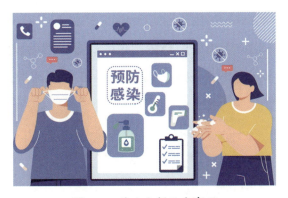

图7-2　乘坐电梯注意事项

（五）就医时的注意事项

（1）有过可疑动物和人员或猴痘病例的接触史和暴露史者，应主动联系当地医疗及疾病预防控制机构进行咨询和报备。

（2）若出现发热、头痛、乏力、皮疹、淋巴结肿大等症状，应报告当地疾病预防控制机构，咨询合适的方式前往正规医院及早就医。就诊时应主动告知接诊医生关键信息，以协助诊断和治疗。避免与任何人亲密接触，直到确诊不是猴痘及其他传染病为止。

（六）工作时及回家后的注意事项

（1）工作人员应注意自身的健康状况，定时进行监测，避免带病上班。

（2）保证工作区域的环境清洁，保证通风，对自己的办公桌椅等进行消毒。

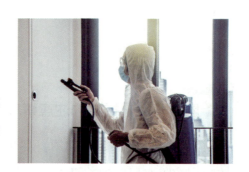

（3）在用餐前，餐具必须严格消毒。严禁生食或食用未完全煮熟的食物。

（4）工作回家后首先应弃置用过的口罩，然后按照"七步洗手法"洗手。手机、钥匙等物品，建议使用 75% 乙醇擦拭消毒。

参考文献

[1]　国家卫生健康委.猴痘防控技术指南（2022 年版）[J].中国病毒病杂志，2022，12（4）：245–254.

[2]　唐黎明.猴痘的病原学、流行病学及临床特征 [J].预防医学论坛，2022，28（6）：477–480.

第八章　心理调适

一、普通居民的心理调适

面对较为陌生的猴痘病毒，一些人难免会有一些恐慌、焦虑和紧张的心理。产生这种心理的主要原因是对猴痘病毒及其感染和防范知识了解甚少，对感染症状产生了惧怕心理。此外，过度关注网络上碎片化的不实信息也容易引发"信息焦虑症"。

大家可以及时关注消息来源可靠的新闻报道，切勿听信谣言。你可以这样想：假如（只是假如）疫情真正发生，任何人都不能保证自己绝对不会受到感染，也不能保证自己在不知情的情况下不会传播病毒，所以，绝对不能因为一种可怕的疾病发生在他人身上而对其大加责备和羞辱，对其加以污名化。要相信，只要我们大家同心协力，都做好自我防护，远离病毒，疫情就不会发生。

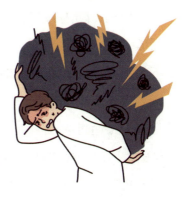

下面教大家几种对抗焦虑的心理调适方法。

1. 深呼吸调节法

当心理压力过大时，你可以抽出5～15分钟的时间来做深呼吸。首先，选择室内或室外一处安静、光线不太强的地方（图8-1），如在室内，可以靠墙站立，也可以坐在沙发上、椅子上或床上，然后，放松身体，做深呼吸。深呼吸以每次缓慢吸入空气，以达到最大的肺活量，尽可能多保持一会儿，然后再缓慢地把吸进去的气彻底地吐出来。在这个过程中，应该有肢体肌肉由紧张到逐渐放松的感觉。这是非常简单而有效的心理放松方法。

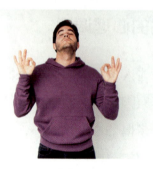 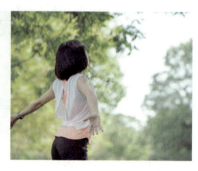

室内   室外

图8-1　深呼吸调节法

2. 音乐疗法

现在，国内外都有专门的音乐心理治疗。在生活中，你也可以播放一些舒缓的音乐，帮助紧张的心情放松下来。这里所说的音乐不是流行歌曲，而是绝对音乐（音乐术语。又称为"纯音乐""无标题音乐"）。有焦虑、紧张、烦躁情绪的人，可以选择《春江花月夜》《渔舟唱晚》等古典乐曲（图8-2）；情绪低落、消沉、抑郁的人可以选择《喜洋洋》《步步高》等欢快轻松的民乐或钢琴曲。每天听听音乐可以帮助你缓解压力，祛除消极情绪，提振积极情绪。

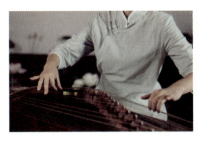

图 8-2　听古典乐曲（琵琶演奏）

3. 正念冥想

正念冥想是指有意识地、不加评判地对当下的每个体验保持一种觉察的状态（图 8-3）。选一个安静不被打扰的空间和时间段，比如早上起床后、中午饭前、晚上睡觉前，以舒适的姿势坐好或平躺，闭上双眼，把注意力集中在呼吸上。这时，感觉气息通过自己的鼻腔，再通过胸腹部的缓慢起伏往下行。在轻轻吸气、呼气的同时，觉察自己的想法，感受躯体的感觉（如热、痒、痛、紧张之类），只是觉察，不评判好坏对错。一开始，人很容易走神，没关系，只要意识到就好，再把注意力带回到刚才的注意点就可以了。慢慢地，可以逐渐延长正念冥想的练习时间，从 5 分钟、10 分钟逐渐拉长到 20 分钟。

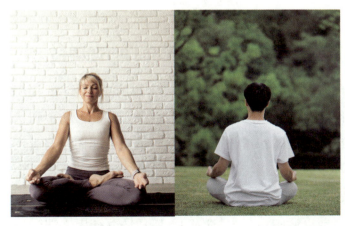

室内　　　　　　　　　　　室外

图 8-3　正念冥想

4.渐进式肌肉放松训练

渐进式肌肉放松训练对身体姿势没有太多的要求。你可以找一个安静的地方，舒适地躺着或坐着。在开始前可以进行几次腹式呼吸，慢慢地进入状态。首先，把注意力集中到肌肉上，握紧拳头，用力握紧，体验你手上紧绷的感觉；坚持7秒钟后，快速放松双手，体验放松后的感觉（图8-4）。然后，再弯曲你的双臂，用力绷紧双臂的肌肉，体验双臂肌肉紧张的感觉；坚持7秒钟，再快速放松双手，体验放松后的感觉。然后继续通过上述方法依次放松以下部位：肱二头肌，前额，眼，颈部和咽喉部，肩背部，胸、腹、臀部，大腿，小腿，脚。每次的练习时间以20分钟左右为宜。

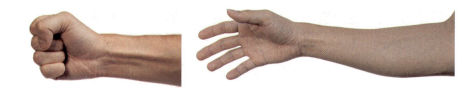

握紧拳头　　　　　　　　　　　　快速放松双手

图8-4　渐进式肌肉放松

二、易受影响人群的心理调适

心理韧性（resilience）指的是个体在面对压力、逆境等消极因素时，自身潜能所激发出的能够维持身心和谐，从不利状况下恢复并实现自我价值的保护与适应能力。虽然心理韧性与遭受挫折的严重程度与个体的人格特质有关，但也受到家庭关系、社会链接、财务稳定、适当社交等因素的综合作用。

在猴痘疫情中，**易受影响的人群**包括存在男男性行为者及最近有多个性伴侣的人。

在猴痘疫情中，**易受影响的人群**指孕妇、儿童和免疫功能低下的人，一旦感染猴痘病毒容易发展为重症，应关注他们的心理状态。

（一）主要受影响人群的心理调适

主要受影响的人群可能会承受与猴痘病毒感染相关的污名，可能会感受到社会上有人把猴痘与某个特定群体关联起来从而产生负面情绪和鄙视的态度，使该群体的人产生被贬低感和羞耻感。

当面对别人的污名化时，建议用以下的方法应对：

1. 了解事实

让自己掌握更多关于猴痘病毒及其感染途径的正确信息和数据，阻止谣言的传播。

2. 反思自己的认识和行为

在主要受影响的人群能够诚实地反思自己的认识和行为之前，他们无法帮助鄙视他们的人反思他们的认识和行为，这需要有一个过程，此时能做的只有让自己逐渐成熟，或者改变自己的认识和行为。

3. 理解人们，改变需要时间

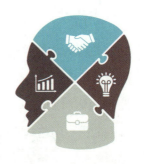

请耐心倾听他人的讲话并尽可能冷静、专业地解释你的意见。帮助他人以自己的节奏成长，自己不要用激烈的语言和进一步的批评来对抗他人的评判。

4. 有勇气面对任何污名化他人的人

没有人可以免受污名 ——虽然有些污名是暂时和偶然的。如果你没有勇气独自面对"污名化"的攻击，请朋友帮助你。

5. 只分享可信来源的信息

污名化会使结束疫情变得更加困难，并可能阻止人们获得服务。你可以通过详细了解猴痘如何影响自己所在社区等信息来缓解心理压力且只分享来自可信来源，可靠、循证且不加以任何污名化的信息。

6. 保持冷静，注意自己的精神健康并与他人坦诚交流

如果你出现了可能是猴痘的症状，不要因为惧怕别人的评判而不敢寻求医护人员的救助和社会的支持。如果你或你身边的人不幸感染了猴痘病毒，完全不必因为患有或暴露于猴痘病毒而感到羞耻。要时刻保持冷静，向亲人或信任的人吐露自己的担忧和感受，这样对心理焦虑缓解有帮助。你可以根据自己的意愿决定是否向其他人披露自己的病情。目前有越来越多的猴痘患者在网上分享自己的感染抗疫经历，起到了减少被人污名化以及帮助他人消除羞耻感的作用。

专家说

在面对主要受影响的人群时，应谨慎选择自己的表达用词。当听到有人使用正确的表达时，请鼓励和赞美他们。

当你听到别人污名化男男性行为者时，要用温柔的语言告诉他们："用这样的言语是会伤害到他人的。"并以充分的理由来说服他们，但要注意避免指责他人——因为这样做往往会使对

方保持防御状态并且不太愿意与你进行对话。可以具体指出对方不恰当的言行，并帮助对方重新选择正确的表达方式和言行。

（二）儿童和青少年的心理调适

8 岁以下儿童如果感染猴痘病毒，可能会患更严重的疾病。由于猴痘有明显的水疱或脓疱表现，很可能导致患儿受到歧视和社会排斥，进而引发心理障碍、情绪不稳定和社交恐惧；康复患儿可能因为瘢痕带来心理困扰。如果患儿出现情绪不稳定、社交恐惧或心理障碍表现，需要由心理专科医生予以干预及治疗（图 8-5），尽早采取心理疏导、行为治疗以及家庭治疗等，必要时配合使用抗焦虑或抗抑郁的药物。因此，家长应该特别注意患儿的心理卫生和心理状况。

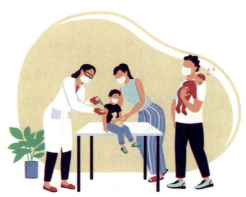

图 8-5　关注儿童心理健康

对于青少年，应该多关注猴痘病毒的传播途径，同时家长应该多关心孩子的社交状况和心理状态，给予他们更多的关心和帮助，帮助孩子树立正确的恋爱观。如果发现孩子有什么身体或心理的异常，应该及时询问、开导，必要时带孩子去医院看心理医生（图8-6）。

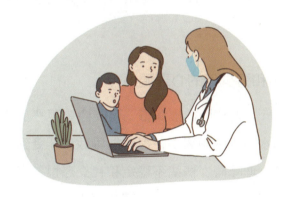

图8-6　关注青少年身心健康

（三）艾滋病病毒感染者的心理调适

对于艾滋病病毒感染者来说，坏消息是：在艾滋病未被抑制的情况下感染了猴痘病毒，症状可能会更严重、更持久，出现并发症和死亡的概率也更大些。不过，也有好消息传来——世界卫生组织表示：对于接受抗艾滋病治疗且免疫力良好的艾滋病病毒感染者而言，猴痘对其造成的住院和死亡风险则与未感染艾滋病病毒的人面临的风险相似。因此，艾滋病病毒感染者面对猴痘疫情应该保持积

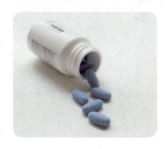

极的心态。如果自己一直在坚持抗病毒治疗，使病毒载量保持在检测不出的水平，且CD4$^+$T细胞计数高于200个/μL，就不必过于担心感染猴痘病毒。

三、确诊患者及家属的心理调适

在得知确诊猴痘后，患者在生理和心理上会有一些变化。通常表现为情感脆弱、焦虑、恐惧、抑郁、自责、无助感等。抑郁情绪会让患者感到悲观，精神振作不起来，易哭泣，心情不愉快，觉得没有意思，对生活没有兴趣，食欲减退或暴饮暴食，有些患者出现体重下降或出现睡眠障碍，表现为难以入睡和睡眠时间缩短、睡眠规律紊乱、睡眠质量差等。这时，家人应多关心患者在生理、心理上的需求及情绪变化，必要时向医生寻求帮助，同时也要教会患者学会接纳目前的状态，避免信息过载，适当隔离负面信息和情绪。

恢复期患者需要做到以下几点：

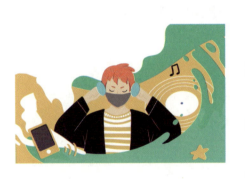

（1）补足水分。

（2）保持良好饮食和充足睡眠。

（3）在需要时使用药物治疗疼痛和发热。

（4）做一些自己觉得放松、愉快的事情。

（5）和家人、朋友保持联系。

（6）如果患者感觉良好，可以在隔离时适当进行锻炼。

（7）需要时，向他人寻求支持和帮助。

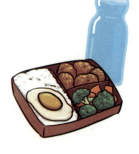

参考文献

[1] 孟祥全，俞梦孙．深呼吸疗法研究进展 [J]. 世界睡眠医学杂志，2018，5（3）：361-364.

[2] 任燕．带你了解渐进性肌肉放松法 [J]. 健康向导，2019，25（2）：46-47.

[3] 胡月琴，甘怡群．青少年心理韧性量表的编制和效度验证 [J]. 心理学报，2008，40（8）：902-912.

[4] SHUQUAN C，GEORGE A B. Psychological adjustment during the global outbreak of COVID-19：A resilience perspective[J]. Psychological trauma：theory，research，practice and policy，2020，12（S1）：S51-S54.

[5] SANCHEZ C. My Experience With Monkeypox，and What It Has Taught Me About Stigma [EB/OL]. （2022-07-28）.https://www. thebody.com/article/ my -experience-with-monkeypox.

[6] 蒋荣猛，郑跃杰，周蕾，等．儿童猴痘诊疗和预防专家共识 [J]. 中华实用儿科临床杂志，2022，37（13）：964-973.

[7] 操静，温敏，石义容，等．新型冠状病毒肺炎患者焦虑抑郁及影响因素调查 [J]. 护理学杂志，2020，35（9）：15-17.

第九章　中国输入性猴痘病例

截至 2023 年 2 月，国内报道的中国境内输入性猴痘案例如下：

案例 9-1

2022 年 9 月 6 日，香港特别行政区政府卫生署卫生防护中心宣布，香港出现首例猴痘输入病例。这名男性在 8 月 30 日身体出现皮疹，9 月 2 日出现淋巴结肿胀。9 月 5 日从菲律宾搭乘 PR300 航班抵达香港国际机场，随后感到喉咙痛。9 月 6 日，该男性入住隔离酒店。在检疫期间感到身体不适，出现猴痘病毒感染相关症状，立即送医院做相关采检及治疗。经过复检核实后确诊，该男性猴痘病毒核酸检测呈阳性。

案例 9-2

一名 29 岁的中国籍男性，于 2022 年 9 月 2 日至 9 月 8 日访问德国，9 月 2 日，在德国柏林出现高危行为。他随后前往西班牙，并于 9 月 14 日返回重庆。在德国逗留期间，该男性曾出现喉咙干燥、发痒症状。9月9日，该男性身体出现发热症状，右脚踝出现红色皮疹和脓疱。9月11日，该男性前往西班牙一家私人诊所服用了消炎药。9月14日，该男性乘飞机回国后，主动向隔离点医生报告了相关情况。该男性自述出现猴痘样临床表现，随后被重庆市疾病预防控制中心确定为猴痘疑似病例。经过相关检测，该男性感染的猴痘病毒属于分支Ⅱ的Ⅱa亚分支，与6月21日采集的德国本土报告的猴痘病毒样本来源相似，病毒高度同源。这些检测结果，确认了该病例是一例境外输入性猴痘病例。

国家卫生健康委在《关于印发猴痘诊疗指南（2022年版）的通知》中指出：各级卫生健康行政部门、中医药管理部门要高度重视，认真组织做好猴痘诊疗的相关培训工作，切实提高"四早"（早发现、早报告、早隔离、早治疗）能力，一旦发现猴痘疑似病例或确诊病例，应该及时按照有关要求报告，全力组织做好医疗救治工作，切实保障人民群众的生命安全和身体健康。

参考文献

[1] 香港出现首例猴痘输入病例 [EB/OL].（2022-09-06）.http://hm.people.com.cn/n1/2022/0906/c42272-32520848.html.
[2] 李婷婷，李柏松，唐文革，等．中国大陆首例猴痘确诊病例流行病学调查和处置 [J]. 国际病毒学杂志，2022，29（5）：391-394.